文庫・傷寒論

森　由雄　編著

源草社

文庫・傷寒論

序

本書は、傷寒論の学習や暗記のために、傷寒論の原文の書き下し文と、簡単な〔注〕を付して作製したものである。

漢方入門の頃、傷寒論を勉強するために、小さい手帳に傷寒論の条文を書き写して通勤の電車を待つ時間などに暗記したことがある。傷寒論の条文の暗記や確認のために文庫サイズの傷寒論があれば多くの方に役立つのではないかと考えた。日本人にとって、漢文のままでは、学習に不便であるので、原文の書き下し文を作成し、初学者にとって難解と思われる字句について〔注〕のみを記載して、この本を作製した。最初は傷寒論の薬方のある条文を集中して読んで暗記するとよいであろう。

2018年7月　泥亀書屋にて　森　由雄

目次

1　太陽病の脈証ならびに治を辨ずる　上

第1条．太陽の病たる、脈浮、頭項強痛して悪寒す。
〔注〕脈浮は、軽く橈骨動脈に触れてよく触れ、強く圧迫すると脈が触れにくい状態のこと。

第2条．太陽病、発熱、汗出で、悪風、脈緩の者は、名づけて中風となす。
〔注〕緩脈は、1回の吸気呼気の間に4回の拍動があり、ゆったりした脈である。

第3条．太陽病、或いは已に発熱し、或いは未だ発熱せず、必ず悪寒、体痛、嘔逆し、脈が陰陽倶に緊の者は、名づけて傷寒となす。
〔注〕陰陽倶に緊とは、脈診で寸脈（陽脈）と尺脈（陰脈）が緊（絞った綱のような脈）であること。

第4条：傷寒、一日、太陽之を受く。脈、若し静かなるものは伝えずとなす。すこぶる吐せんとし、若しくは躁煩し、脈数急の者は伝うとなす。
〔注〕躁煩は、胸苦しく手足をばたばたして悶えること。脈数は、1回の吸気呼気の間に6回以上の拍動があること。

第5条：傷寒、二三日、陽明少陽の証、見れざる者は伝えずとなす。
〔注〕「陽明少陽の証」は、陽明病や少陽病などの証のこと。

第6条：太陽病、発熱して渇し、悪寒せざる者、温病となす。若し汗を発し已り、身灼熱する者、名けて風温という。風温の病たる、脈陰陽倶に浮、自汗出で、身重く、眠睡多く、鼻息必ず鼾し、語言出で難し。若し下を被る者は、小便利せず、直視失溲す。若し火を被る者は、微しく黄色を発し、劇しきものは則ち驚癇の如く時に瘈瘲す。若し火にて之を熏ずれば、一逆なほ日を引く、再逆は命期を促す。
〔注〕失溲は小便失禁のこと。火を被る者は、誤って火熱を用いた治療法を

受けること。驚癇は、けいれん性疾患。瘈瘲は、痙攣のこと。一逆は、一度の誤った治療。日を引くとは、治癒までの日数を引き延ばすこと。再逆は、二度の誤治。命期を促すとは、寿命を短くすること。

第7条．病、発熱悪寒する者あり、陽に発するなり。熱なく悪寒する者あり、陰に発するなり。陽に発するものは七日に愈ゆ。陰に発するものは六日に愈ゆ。陽の数七、陰の数六なるを以ての故なり。

第8条．太陽病、頭痛七日以上に至り、自ら愈ゆる者は其の経を行り盡すを以ての故なり。若し再経を作さんと欲する者、足の陽明に鍼し、経をして伝へざらしむるときは則ち愈ゆ。

〔注〕其の経は、その経絡（太陽経、少陽経、陽明経、太陰経、少陰経、厥陰経の三陽経三陰経）のこと。再経を作さんとは、再び経に侵入しようとすること。

第9条．太陽病、解せんと欲する時は巳より、未の上に至る。

〔注〕巳は午前9時から午前11時まで、未は午後1時から午後3時までのこと。

第5条：傷寒、二三日、陽明少陽の証、見れざる者は伝えずとなす。

第10条：風家、表解して了了たらざる者は、十二日に愈ゆ。

〔注〕風家は、風邪にかかりやすい病人。表解は、表症が改善すること。了了たらざる者は、爽快でないこと。

第11条：病人、身大熱し、反って衣を得んと欲する者は、熱皮膚に在り、寒骨髄に在るなり。身大寒し、反って衣を近づくを欲せざる者は、寒皮膚に在り、熱骨髄に在るなり。

〔注〕身大熱は、体表に熱があること。身大寒は、体表に寒があること。ここで皮膚とは体表のこと。骨髄とは、体内のこと。

第12条：太陽の中風、陽浮にして陰弱、陽浮の者は熱自ずから発し、陰弱の者は汗自ずから出ず。嗇嗇として悪寒し、淅淅として悪風し、翕翕として発熱し、鼻鳴、乾嘔の者は、桂枝湯之を主る。

〈桂枝湯方〉

桂枝三両、皮を去る。芍薬三両。甘草二両、炙る。生姜三両、切る。大棗十二枚、擘く。

右五味、三味を㕮咀し、水七升を以て、微火にて煮て三升を取り、滓を去り、寒温に適して、一升を服す。服し已り須臾に、熱稀粥一升余をすすり、以て薬力を助け。温覆すること一時許りならしむ。遍身漐々として、微しく汗有るに似たる者は益々佳なり。水の流離するが如くならしむるべからず。病必ず除かず。若し一服にて汗出で、病差ゆれば、後服を停む。必ずしも剤を尽さず。若し汗せざれば、更に服すること前法に依る。又汗せざれば、後服は小しく其間を促し、半日許に、三服を尽さしむ。若し病重き者は、一日一夜服し、周時之を観る。一剤を服し尽して、病証猶在る者は、更に作りて服す。若し汗出でざれば、乃ち服すること二三剤に至る。生冷、粘滑、肉麺、五辛、酒酪、臭悪等の物を禁ず。

〔注〕㕮咀は、薬を刻んで細かくすること。須臾は、しばらく、少しの間のこと。漐々は、しっとりと汗の出るさま。一時（いっとき）は現代の2時間。半日は三時（とき）

で、現代の6時間のこと。周時は、一昼夜、24時間のこと。嗇は、取り込む、収穫物を納屋にしまい込む、物を取り込んだだけで出さないさま、けちの意。嗇嗇は、縮こまった悪寒の状態の意味。淅は、さらさらと米をとぐ意。淅淅は、水の流れや雨、風、鈴などがかすかにたてる音の形容。翕は、あつまる、おさめる、多くのものがいっせいに起こるさま。翕翕は、いっせいに体の中で発熱が起こる様子を形容している。

第13条：太陽病、頭痛、発熱、汗出で、悪風する者は、桂枝湯之を主る。

〔注〕桂枝湯の主治をのべており、暗記する必要がある。

第14条：太陽病、項背強ばること几几、反って汗出で、悪風する者は、桂枝加葛根湯之を主る。

〈桂枝加葛根湯方〉

葛根四両。麻黄三両、節を去る。芍薬二両。生姜三両、切る。甘草二両、炙る。大棗十二枚、擘く。桂枝二両、皮を去る。

右七味、水一斗を以て、先ず麻黄、葛根を煮て、二升に減じ、上沫を去り、諸薬を内れ、煮て三升を取り、滓を去り、一升を温服す。覆いて微似汗を取り、粥を啜るを須いず。余は桂枝の法の如く、将息及び禁忌す。

〔注〕桂枝加葛根湯は葛根湯の虚証であり、麻黄が含まれているのは誤りであり、実際に用いる時は、麻黄を除いて用いる。将息は病状を考慮して薬の分量や服薬の時間などを加減すること。

第15条：太陽病、之を下して後、其の気上衝する者は、桂枝湯を与う可し。方、前法を用う。若し上衝せざる者は、之を与えず。

〔注〕気の上衝は、のぼせや激しい頭痛などを指す。

第16条：太陽病、三日已に発汗し、若しくは吐し、若しくは下し、若しくは温鍼し、仍お解せざる者は、此れを壊病となす。桂枝之を与うるにあたらざるなり。其の脈証を観て、何の逆を犯せるかを知り、証に随って之を治せ。桂枝は本解肌となす。若し其人、脉浮緊、発熱汗出でざる者は、之を与うべからず。常に須らく此を識り、誤らしむること勿かれ。
〔注〕温鍼は、熱を加えた鍼。壊病は、誤った治療によって病状が大きく変化した状態。解肌は、肌表の邪気を解散すること。

第17条：若し酒客の病は、桂枝湯を与うべからず、之を得れば、則ち嘔す。酒客は甘きを喜まざるを以ての故なり。
〔注〕酒客は、酒飲みのこと。

第18条：喘家、桂枝湯を作るに厚朴杏子を加えて佳なり。
〔注〕喘家は、気管支喘息の既往のあるもの。

第19条：凡そ桂枝湯を服して吐する者は、其の後、必ず膿血を吐すなり。

第20条：太陽病、発汗、遂に漏れ止まず、其の人悪風、小便難、四肢微急し、以て屈伸し難き者は桂枝加附子湯之を主る。

〈桂枝加附子湯方〉

桂枝三両、皮を去る。芍薬三両。甘草三両、炙る。生姜三両、切る。大棗十二枚、擘く。附子一枚、炮じて皮を去り、八片に破る。

右六味、水七升を以て、煮て三升を取り、滓を去り、一升を温服す。本云う、桂枝湯に今附子を加う。将息、前法の如くす。
〔注〕小便難は、小便が少なくなること。四肢微急は、四肢が少し張ること。

第21条：太陽病、之を下して後、脈促、胸満する者は桂枝去芍薬湯之を主る。

〈桂枝去芍薬湯方〉

桂枝三両、皮を去る。甘草二両、炙る。生姜三両、切る。大棗十二枚、擘く。

右四味、水七升を以て、煮て三升を取り、滓を去り、一升を温服す。本云う、桂枝湯より、今芍薬を去る。将息、前法の如くす。
〔注〕促は『説文解字』には、「促は、迫なり」とあり、「ちぢまる、せきたてる、いそぐ、せまる」などの意味。促脈は、脈が速いとこと。胸満は、胸が張って苦しくなること。

第22条．若し微悪寒する者は、桂枝去芍薬加附子湯之を主る。

第23条．太陽病、之を得て八九日、瘧状の如く、発熱悪寒し、熱多く寒少なし、其の人嘔せず、清便自可ならんと欲す、一日二三度発す。脈微緩の者は、癒えんと欲すと為すなり。脈微にして悪寒する者、此れ陰陽倶に虚、更に発汗、更に下し、更に吐す可からざるなり。面色反って熱色有る者、未だ解せんと欲せざるなり。其の小しく汗出づるを得る能はざるを以て、身必ず痒し、桂枝麻黄各半湯に宜し。

〈桂枝麻黄各半湯方〉

桂枝一両十六銖、皮を去る。芍薬、生姜、切る、甘草、切る、麻黄各一両、節を去る。大棗四枚、擘く。杏仁二十四枚、湯に浸け皮尖及び両仁の者を去る。

右七味、水五升を以て、先ず麻黄を煮ること一二沸、上沫を去り、諸薬を内れ、煮て一升八合を取り、滓を去り、温服六合を温服す。本云う、桂枝湯三合、麻黄湯三合、併せて六合となし、頓服す。将息、上法の如くす。

〔注〕瘧はマラリアのこと。

第24条．太陽病、初め桂枝湯を服し、反って煩して解せざる者、先ず風池、風府を刺し、却って桂枝湯を与えれば即ち癒ゆ。

〔注〕風池は、足の少陽胆経の穴であり、風府は督脈の穴。

第25条．桂枝湯を服し、大いに汗出でて、脈洪大の者は、桂枝湯を与えること前方の如くす。若し形、瘧の如く日に再発する者は、汗出れば必ず解す。桂枝二麻黄一湯に宜し。

〈桂枝二麻黄一湯方〉

桂枝一両十七銖、皮を去る。芍薬一両十六銖。麻黄十六銖、節を去る。生姜一両六銖、切る。杏仁十六箇、皮尖を去る。甘草一両二銖、炙る。大棗五枚、擘く。

右七味、水五升を以て、先ず麻黄を煮ること一二沸、上沫を去り、内諸薬を内れ、煮て二升を取り、滓を去り、一升を温服す。日に再服す。本云う、桂枝湯二分、麻黄湯一分、合して二升となす、分ちて再服す。今合して一方となす。将息、前法の如くす。

第26条. 桂枝湯を服し、大いに汗出でて後、大煩渇して解せず、脈洪大の者は白虎加人参湯之を主る。

〈白虎加人参湯方〉

知母六両。石膏一斤、砕く、綿にてつつむ。甘草二両、炙る。粳米六合。人参三両。

右五味、水一斗を以て、米を煮て熟す、湯成り、滓を去り、一升を温服す。日に三服す。

〔注〕煩渇は胸苦しくて喉が渇くこと。洪脈は、極めて大きく、洪水の様であり、来る時は盛んであり、去る時は衰えた脈である（『診家正眼』）。

第27条. 太陽病、発熱、悪寒し、熱多く寒少なく、脈微弱の者は、此れ陽無き也。発汗す可からず。桂枝二越婢一湯に宜し。

〈桂枝二越婢一湯方〉

桂枝皮を去る。芍薬、麻黄、甘草各十八銖、炙る。大棗四枚、擘く。生姜一両二銖、切る。石膏二十四銖、砕き、綿にてつつむ。

右七味、水五升を以て、麻黄を煮ること一二沸、上沫を去り、諸薬を内れ、煮て二升を取り、滓を去り、一升を温服す。本云う、当に裁て越婢湯、桂枝湯となし、之を合して一升を飲む。今合して一方となす。桂枝湯二分、越婢湯一分。

第28条：桂枝湯を服し、或いは之を下し、なお頭項強痛、翕翕発熱、無汗、心下満微痛、小便不利の者、桂枝去桂加茯苓白朮湯之を主る。

〈桂枝去桂加茯苓白朮湯方〉

芍薬三両。甘草二両、炙る。生姜、切る、白朮、茯苓各三両。大棗十二枚、擘く。

右六味。水八升を以て。煮て三升を取り、滓を去り。一升を温服す。小便利すれば則ち愈ゆ。本云う、桂枝湯より、今桂枝を去り、茯苓、白朮を加う。

〔注〕翕翕は、いっせいにということ。心下満微痛は、発熱し無汗、胃の辺りが張って少し痛むこと。

第29条：傷寒、脈浮、自汗出で、小便数、心煩、微悪寒、脚攣急するに、反って桂枝湯を与えて、その表を攻めんと欲するは、此れ誤り也。之を得て便ち厥し、咽中乾き、煩躁し、吐逆の者は、甘草乾姜湯を作りて之を与え、以て其の陽を復す。若し厥癒え足温まる者は、更に芍薬甘草湯を作りて之を与えれば、其の脚即ち伸ぶ。若し胃気和せずして譫語する者は、少しく調胃承気湯を与う。若し重ねて発汗し、復た焼鍼を加うる者は、四逆湯之を主る。

〈甘草乾姜湯方〉

甘草四両、炙る。乾姜二両。

右二味、水三升を以て、煮て一升五合を取り、滓を去り、分温再服す。

〈芍薬甘草湯方〉

白芍薬、甘草各四両、炙る。

右二味、水三升を以て、煮て一升五合を取り、滓を去り、分温再服す。

〈調胃承気湯方〉

大黄四両、皮を去り、清酒にて洗う。甘草二両、炙る。芒消半升。

右三味、水三升を以て、煮て一升を取り、滓を去り、芒消を内れ。更に火に上せ微しく煮て沸さしめ、少少之を温服す。

〈四逆湯方〉

甘草二両、炙る。乾姜一両半。附子一枚、生にて用う。皮を去り、八片に破る。

右三味、水三升を以て、煮て一升二合を取り、滓を去り、分温再服す。強人には大附子一枚、乾姜三両を可なり。

〔注〕心煩は、胸がいらいらして苦しくなること。煩躁は、胸中にいらいらがあり手足をばたつかせること。胃気和せずとは、胃腸の働きが悪く便秘すること。譫語は、うわ言のこと。焼鍼は、加熱した鍼で治療すること。

第30条．問うて曰く、証陽旦に象る。法を按じて、之を治す。而るに増劇しく、厥逆、咽中乾き、両脛拘急して譫語す。師の曰く、夜半に手足当に温まるべく、両脚当に伸ぶべしと言えど、後、師の言の如し。何を以て、此を知る。答えて曰く、寸口の脉浮にして大、浮は風となす。大は虚となす。風は則ち微熱を生じ、虚は則ち両脛攣つる。病形、桂枝に象どる。因って附子を加えて、其の間に参え、桂を増し、汗をして出さしむ。附子は経を温む。亡陽するが故なり。厥逆、咽中乾き、煩躁し、陽明内に結ばれ、譫語煩乱するは、更に甘草乾姜湯を飲ましめて、夜半に陽気還り、両足当に熱すべし、脛尚微しく拘急するは、重ねて芍薬甘草湯を与う。爾して乃ち脛伸ぶ。承氣湯を以て微溏すれば、則ち其の譫語を止む。故に病の愈ゆ可きを知る。

〔注〕陽旦は、桂枝湯のこと。陽明内に結ばれとは、便秘のこと。微溏は軟便のこと。譫語は、うわごとのこと。煩乱は、精神錯乱のこと。

2　太陽病の脈証ならびに治を辨ずる　中

第31条：太陽病、項背強ばること几几、汗無く、悪風するは、葛根湯之を主る。

〈葛根湯方〉

葛根四両。麻黄三両、節を去る。桂枝二両、皮を去る。生姜三両、切る。甘草二両、炙る。芍薬二両。大棗十二枚、擘く。

右七味、水一斗を以て、先ず麻黄、葛根を煮て、二升を減じ、白沫を去り、諸薬を内れ、煮て三升を取り、滓を去り、一升を温服す。覆いて微し汗に似たるを取る。余は桂枝の法の如く、将息及び禁忌す。諸湯皆此れに倣う。

〔注〕後漢の時代の一斗は1・981リットル（一斗は、10升）。将息は、病状によって用量用法を加減すること。

第32条：太陽と陽明との合病の者は、必ず自下利す。葛根湯之を主る。

〔注〕太陽病と陽明病との合病とは、病の所在は一つ（太陽病）だが、同時に

その勢をほかの病位（陽明病）にあらわすこと。

第33条：太陽と陽明との合病、下利せず但だ嘔する者は、葛根加半夏湯之を主る。

〈葛根加半夏湯方〉

葛根四両。麻黄三両、節を去る。甘草二両、炙る。芍薬二両。桂枝二両、皮を去る。生姜二両、切る。半夏半升、洗う。大棗十二枚、擘く。

右八味、水一斗を以て、先ず葛根麻黄を煮て、二升を減じ、白沫を去る。諸薬を内れ、煮て三升を取り、滓を去り、一升を温服す。覆いて微似汗を取る。

第34条：太陽病、桂枝証、医かえって之を下し、利遂に止まず、脈促の者、表未だ解せざるなり。喘して汗出づる者、葛根黄芩黄連湯之を主る。

〈葛根黄芩黄連湯方〉

葛根半斤。甘草二両、炙る。黄芩三両。黄連三両。

右四味、水八升を以て、先ず葛根を煮て、二升を減じ、諸薬を内れ、煮て二升を取り、滓を去り、分温再服す。

〔注〕利は下痢のこと。促脈は、速い、せまる脈のこと。

第35条：太陽病、頭痛、発熱、身疼、腰痛、骨節疼痛、悪風、汗無くして喘する者は、麻黄湯之を主る。

〈麻黄湯方〉

麻黄三両、節を去る。桂枝二両、皮を去る。甘草一両、炙る。杏仁七十箇、皮尖を去る。

右四味、水九升を以て、先ず麻黄を煮て、二升を減じ、上沫を去り、諸薬を内れ、煮て二升半を取り、滓を去り、八合を温服す。覆いて微似汗を取る。粥を啜るを須いず、余は桂枝の法の如く将息す。

第36条：太陽と陽明の合病、喘して胸満する者は、下す可からず。麻黄湯に宜し。

第37条：太陽病、十日以去、脉浮細にして臥を嗜む者は、外すでに解するなり。もし胸満脇痛する者は、小柴胡湯を与う。脈但浮の者は、麻黄湯を与う。

〈小柴胡湯方〉

柴胡半斤。黄芩、人参、甘草、炙る、生姜各三両、切る。大棗十二枚、擘く。半夏半升、洗う。

右七味、水一斗二升を以て、煮て六升を取り、滓を去り、再煎し三升を取り、一升を温服す。日に三服す。

第38条：太陽中風、脈浮緊、発熱、悪寒、身疼痛、汗出でずして煩躁する者は、大青竜湯之を主る。若し脈微弱、汗出で悪風する者は、之を服すべからず。服之を服せば、即ち厥逆し、筋惕肉瞤す、此を逆と為す也。

〈大青竜湯方〉

麻黄六両、節を去る。桂枝二両、皮を去る。甘草二両、炙る。杏仁四十枚、皮尖を去る。生姜三両、切る。大棗十枚、擘く。石膏雞子大の如く、砕く。

右七味、水九升を以て、先ず麻黄を煮て、二升を減じ、上沫を去り、諸薬を内れ、煮て三升を取り、滓を去り、一升を温服す。微似汗を取る。汗出ずること多き者は、温粉にて之を粉す。一服にて汗する者は、後服を停む。

若し復た服し、汗多ければ亡陽し、遂に虚し、悪風、煩躁し、眠るを得ざるなり。

〔注〕浮脈は、軽く圧迫してよく触れるが強く圧迫すると脈が触れにくい脈。緊脈は、力があり、絞った綱の様な脈。煩躁は、胸苦しく手足をばたばたして悶える脈。厥逆は、手足が冷えること。筋惕肉瞤は、筋肉がぴくぴくすること。雞子大とは、鶏卵大のこと。

第39条：傷寒、脈浮緩、身疼まず、但だ重く、たちまち軽き時有り、少陰の証無き者、大青竜湯にて之を発す也。

第40条：傷寒、表解せず、心下に水気あり、乾嘔し、発熱して欬し、或いは渇し、或いは噎し、或いは小便不利し、或いは喘する者は、小青竜湯之を主る。

〈小青竜湯方〉

麻黄節を去る。芍薬、細辛、乾姜、甘草、炙る、桂枝各三両、皮を去る。五味子半升。

半夏半升、洗う。

右八味、水一斗を以て、先ず麻黄を煮て、二升を減じ、上沫を去り、諸薬を内れ、煮て三升を取り、滓を去り、一升を温服す。若し渴すれば、半夏を去り、栝樓根三両を加う。若し微利れば、麻黄を去り、芫花、一雞子の如きものを熬りて赤色ならしめ加う。若し噎する者は、麻黄を去り、附子一枚を炮じて加う。若し小便不利、少腹満の者は、麻黄を去り、茯苓四両を加う。若し喘すれば、麻黄を去り、杏仁半升を皮尖を去りて加う。且つ芫花利を治さず、麻黄喘を主る。今この語之に反す。疑うらくは仲景の意に非ず。

〔注〕心下に水気ありとは、心窩部に水毒があること。噎は、むせること。

第41条：傷寒、心下に水気あり、欬して微喘し、発熱し、渴せず、湯を服し已り、渴する者は、寒去り解せんと欲するなり。小青竜湯之を主る。

〔注〕欬は、咳のこと。

第42条：太陽病、外証未だ解せず、脈浮弱の者は、当に汗を以て解すべし、桂枝湯に宜し。

〈桂枝湯方〉

桂枝皮を去る、芍薬、生姜各三両、切る。甘草二両、炙る。大棗十二枚、擘く。

右五味、水七升を以て、煮て三升を取り、滓を去り。一升を温服す。須臾にして、熱稀粥一升を啜り、薬力を助け、微汗を取る。

〔注〕太陽病の外証とは、発熱、頭痛などの症状。

第43条.

太陽病、之を下し、微喘の者、表、未だ解せざるが故なり、桂枝加厚朴杏子湯之を主る。

〈桂枝加厚朴杏子湯方〉

桂枝三両、皮を去る。甘草二両、炙る。生姜三両、切る。芍薬三両。大棗十二枚、擘く。厚朴二両、炙り、皮を去る。杏仁五十枚、皮尖を去る。

右七味、水七升を以て、微火にて煮て三升を取り、滓を去り、一升を温服す。覆いて微似汗を取る。

〔注〕之を下しとは、下剤を与えて下すこと。

第44条．太陽病、外証未だ解せざる者は、下すべからず。之を下すを逆となす。外を解せんと欲する者は、桂枝湯に宜し。

〔注〕逆とは、誤治のことである。

第45条．太陽病、先ず汗を発して解せず。而るに復た之を下す。脈浮の者は愈えず。浮は外に在りとなす。而るに反って之を下す。故に愈えざらしむ。今、脈浮、故に外に在り、当に須らく外を解すべし則ち愈ゆ。桂枝湯に宜し。

第46条．太陽病、脈浮緊、汗無く、発熱、身疼痛し、八九日解せず、表証なお在り。これ当に其の汗を発すべし。薬を服し已って微しく除く。其の人、発煩、目瞑、劇しき者は必ず衄す。衄すれば乃ち解す。然る所以の者は、陽気、重きが故なり。麻黄湯之を主る。

〔注〕発煩は、もだえる、いらいらすること。瞑は、目をつぶる、ねむる、目がくらむこと。衄は鼻出血のこと。

第47条：太陽病、脈浮緊、発熱身に汗無く、自衄する者は愈ゆ。

第48条：二陽の併病、太陽初め病を得るの時、其の汗を発し、汗先ず出づるも徹せず。因って陽明に転属し、続いて自ら微汗出で、悪寒せず。若し太陽病の証、罷まざる者は下すべからず。之を下すを逆となす。此の如きは小しく汗を発すべし。設し面色縁縁として正赤の者、陽気、怫鬱として表に在り。当に之を解するに之を熏ずべし。若し汗を発すれど徹せず。言うに足らず。陽気、怫鬱として越するを得ず。当に汗すべくして汗せざれば、其の人躁煩し、痛を処を知らず、乍ち腹中に在り、乍ち四肢に在り、之を按じて得べからず。其の人、短気、但坐す。汗出づるも徹せざるを以ての故なり。更に発汗すれば則ち愈ゆ。何を以てか汗出づること徹せざるを知る。脈濇を以ての故に知るなり。

〔注〕『説文解字』には、「併は並なり」とある。併病とは、もともと太陽病に罹っていて、治らずにまだ症状が残っているのに、陽明病の症状が生じたものをいう。

第49条：脈浮数の者は、法当に汗出でて愈ゆべし。若し之を下し、身重く心悸する者は汗を発すべからず。当に自汗出でて乃ち解すべし。然る所以の者は、尺中の脈微、此れ裏虚す。須らく表裏実し、津液自ら和すれば、便ち自汗出でて愈ゆべし。

〔注〕尺中の脈とは、尺脈のこと。

第50条：脈浮緊の者は、法当に身疼痛すべし。宜しく汗を以て之を解すべし。もし尺中遅なる者は、汗を発すべからず、何を以てか然るを知る。栄気足らず、血少きを以ての故なり。

〔注〕栄気は、脈の内の気である。

第51条：脈浮の者、病表に在り。汗を発すべし、麻黄湯に宜し。

第52条：脈浮にして数の者、汗を発すべし、麻黄湯に宜し。

第53条：病常に自汗出づる者は、此れ栄気和すとなす。栄気和す者は、外諧はず。衛気、栄気と共に和諧せざるを以ての故に爾り。栄は、脈中を行き、衛は脈外を行くを以て、復た其の汗を発し、栄衛和すれば則ち愈ゆ。桂枝湯に宜し。

〔注〕栄気は、脈の内の気である。衛気は脈の外の気である。

第54条：病人藏に他病無く、時に発熱し自汗出でて、愈えざる者は、此れ衛気和せざるなり、其の時に先だちて、汗を発すれば則ち愈ゆ、桂枝湯に宜し。

〔注〕藏に他病無くとは、内臓には病気がないこと。

第55条：傷寒、脈浮緊、汗を発せず、因って衄を致す者は、麻黄湯之を主る。

第56条：傷寒、大便せざること六七日、頭痛、熱有る者は、承気湯を与う。其の小便清なる者、裏に在らず、仍ち表に在るを知るなり。当に須く汗を発すべし。若し頭痛する者は必ず衄す。桂枝湯に宜し。

〔注〕承気湯は、大承気湯、小承気湯のこと。

第57条：傷寒、発汗已に解し、半日許りにして復た煩し、脈浮数の者は、更に発汗すべし、桂枝湯に宜し。

第58条：凡そ病、若しくは発汗し、若しくは吐し、若しくは下し、若しくは亡血し、津液を亡するも、陰陽自ら和する者、必ず自ら愈ゆ。

第59条：大いに之を下して後、復た発汗し、小便不利の者は、津液を亡するが故なり。之を治すること勿れ。小便利するを得ば、必ず自ら愈ゆ。

第60条：之を下して後、復た発汗すれば、必ず振寒し、脈微細なり。然る所以の者は、内外倶に虚するを以ての故なりゆ。

第61条. 之を下して後、復た発汗、晝日、煩躁、眠るを得ず、夜にして安静、嘔せず、渇せず、表証無く、脈は沈微、身に大熱無き者は乾姜附子湯之を主る。

〈乾姜附子湯方〉

乾姜一両。附子一枚、生にて用う。皮を去り、八片に切る。

右二味、水三升を以て、煮て一升を取り、滓を去り、頓服す。

〔注〕煩躁は、胸苦しく手足をばたばたして悶えること。

第62条. 発汗後、身疼痛、脈は沈遅の者は、桂枝加芍薬生姜各一両人参三両新加湯之を主る。

〈桂枝加芍薬生姜各一両人参三両新加湯方〉

桂枝三両、皮を去る。芍薬四両。甘草二両、炙る。人参三両。大棗十二枚、擘く。生姜四両。

右六味、水一斗二升を以て、煮て三升を取り、滓を去り、一升を温服す。

本云う、桂枝湯に、今、芍薬生姜人参を加う。

〔注〕沈脈は、軽く圧迫して触れ難い、強く圧迫すると脈が触れるもの。遅脈は、1回の呼吸の時間に脈拍が3回以下のもの。

第63条．発汗後、更に桂枝湯を行るべからず。汗出でて喘し大熱無き者は、麻黄杏仁甘草石膏湯与うべし。之を主る。

〈麻黄杏仁甘草石膏湯方〉

麻黄四両、節を去る。杏仁五十箇、皮尖を去る。甘草二両、炙る。石膏半斤、砕き、綿にてつつむ。

右四味、水七升を以て、麻黄を煮て、二升を減じ、上沫を去り、諸薬を内れ、煮て二升を取り、滓を去り、一升を温服す。本云う黄耳杯と。

〔注〕大熱は、体表の熱のこと。

第64条．発汗過多、其の人、叉手して自ら心を冒い、心下悸し、案ずるを得んと欲する者は桂枝甘草湯之を主る。

〈桂枝甘草湯方〉

桂枝四両、皮を去る。甘草二両、炙る。

右二味、水三升を以て、煮て一升を取り、滓を去り、頓服す。

〔注〕叉手は、両手を組み合わせること。心は、胸部のこと。心下悸は、動悸のこと。

第65条．発汗後、其の人臍下悸する者は奔豚をなさんと欲す。茯苓桂枝甘草大棗湯之を主る。

〈茯苓桂枝甘草大棗湯方〉

茯苓半斤。桂枝四両、皮を去る。甘草二両、炙る。大棗十五枚、擘く。

右四味、甘欄水一斗を以て、先ず茯苓を煮て、二升を減じ、諸薬を内れ、煮て三升を取り、滓を去り、一升を温服す。日に三服す。

甘欄水を作るの法、水二斗を取り、大盆の内に置き、杓を以て之を揚げ、水上に珠子五六千顆相逐るもの有り、取りて之を用う。

〔注〕奔豚病とは、下腹から喉に向かって何かがつきあがってくる状態で、神経症、発作性頻拍症などがこれに相当する。

第66条．発汗後、腹張満の者は、厚朴生姜甘草半夏人参湯之を主る。

〈厚朴生姜半夏甘草人参湯方〉

厚朴半斤、炙り、皮を去る。生姜半斤、切る。半夏半升、洗う。甘草二両。人参一両。

右五味、水一斗を以て、煮て三升を取り、滓を去り、一升を温服す。日に三服す。

第67条．傷寒、若しくは吐し、若しくは下して後、心下逆満、気上って胸を衝き、起てば則ち頭眩し、脈沈緊、発汗すれば則ち経を動かし、身振振として揺をなす者は茯苓桂枝白朮甘草湯之を主る。

〈茯苓桂枝白朮甘草湯方〉

茯苓四両。桂枝三両、皮を去る。白朮、甘草各二両、炙る。

右四味、水六升を以て、煮て三升を取り、滓を去り、分温三服す。

〔注〕頭眩は、めまいのこと。経を動かすとは、経脈に変化が生ずること。身振振は、ふらふらすること。沈脈は、軽く圧迫して触れにくく強く圧迫すると脈がよく触れる脈。緊脈は、有力で、絞った綱の様な脈。

第68条．発汗、病解せず、反って悪寒する者は虚するが故也。芍薬甘草附子湯之を主る。

〈芍薬甘草附子湯方〉

芍薬、甘草各三両、炙る。附子一枚、炮じて、皮を去り、八片に破る。

右三味、水五升を以て、煮て一升五合を取り、滓を去り、分かち温め三服す。疑うらくは仲景方に非ず。

第69条．発汗、若しくは下し、病なお解せず、煩躁する者は、茯苓四逆湯之を主る。

〈茯苓四逆湯方〉

茯苓四両。人参一両。附子一枚、生にて用い、皮を去り、八片に破る。甘草二両、炙る。乾姜一両半。

右五味、水五升を以て、煮て三升を取り、滓を去り、七合を温服す。日に二服す。

〔注〕煩躁は、胸苦しく手足をばたばたして悶えること。

第70条：発汗後、悪寒する者は虚するが故なり。悪寒せず、但だ熱する者は、実なり、当に胃気を和すべし。調胃承気湯を与う。

〈調胃承気湯方〉

芒消半升。甘草二両、炙る。大黄四両、皮を去り、清酒にて洗う。

右三味、水三升を以て、煮て一升を取り、滓を去り、芒消を内れ、更に煮て両沸し、頓服す。

〔注〕胃気を和すとは、胃腸の働きを調和すること。

第71条：太陽病、発汗後、大いに汗出で、胃中乾き、煩躁して、眠ることを得ず。水を飲むを得んと欲するもは、少々与えて之を飲ましめ、胃気をして和せしむれば則ち癒ゆ。若し脈浮、小便不利、微熱、消渇する者は、五苓散之を主る。

〈五苓散方〉

猪苓十八銖、皮を去る。沢瀉一両六銖。白朮十八銖。茯苓十八銖。桂枝半両、皮を去る。

右五味、擣きて散となす。白飲を以て和す。方寸匕を服す。日に三服す。

多く煖水を飲み。汗出でて愈ゆ。法の如く将息す。
〔注〕躁煩は、胸苦しく手足をばたばたして悶えること。

第72条：発汗し已り、脈浮数、煩渇する者は、五苓散之を主る。
〔注〕煩は、いらいらすること。渇は、口渇のこと。浮脈は、軽く圧迫してよく触れるが強く圧迫すると脈が触れにくい脈。数脈は、医師の1回の呼気吸気の時間に、脈拍が6以上のもの。

第73条：傷寒、汗出でて渇する者は、五苓散之を主る。渇せざる者は茯苓甘草湯之を主る。

〈茯苓甘草湯方〉

茯苓二両。桂枝二両、皮を去る。甘草一両、炙る。生姜三両、切る。

右四味、水四升も以て、煮て二升を取り、滓を去り、分かち温め三服す。

第74条：中風、発熱、六七日、解せずして煩、表裏の証有り。渇して水を飲まんと欲し、水入れば則ち吐く者は、名づけて水逆と曰う、五苓散之を主る。
〔注〕表裏の証とは、表証（頭痛、発熱、悪寒など）と裏証（便秘や下痢など）のこと。

第75条．未だ脈を持せざる時、病人手叉して自ら心を冒う。師因って教え試みに欬せしむ。而るに欬せざる者はこれ必ず両耳聾して、聞ゆること無きなり。然る所以の者は、重ねて発汗するを以て、虚するが故に、此の如し。発汗後、水を飲むこと多ければ、必ず喘す。水を以て、之に灌ぐも亦喘す。

第76条．発汗後、水薬口に入るを得ざるを逆となす。若し更に発汗すれば、必ず吐下止まず。発汗吐下後、虚煩、眠るを得ず。若し劇しき者は、必ず反覆顛倒、心中懊憹す、梔子豉湯之を主る。若し少気の者は、梔子甘草豉湯之を主る。若し嘔する者は、梔子生姜豉湯之を主る。

〈梔子豉湯方〉

梔子十四箇、擘く。香豉四合、綿につつむ。

右二味、水四升を以て、先ず梔子を煮て、二升半を得、豉を内れ、煮て一升半を取り、滓を去り、分かちて二服となす。一服を温進す。吐を得る者は、後服を止む。

〈梔子甘草豉湯方〉

梔子十四箇、擘く。甘草二両、炙る。香豉四合、綿につつむ。

右三味、水四升を以て、先ず梔子甘草を煮て、二升半を取り、豉を内れ、煮て一升半を取り、滓を去り、分かちて二服となす。一服を温進す。吐を得る者は、後服を止む。

〈梔子生姜豉湯方〉

梔子十四箇、擘く。生姜五両。香豉四合、綿につつむ。

右三味、水四升を以て、先ず梔子生姜を煮て、二升半を取り、豉を内れ、煮て一升半を取り、滓を去り、分かちて二服となす。一服を温進す。吐を得る者は、後服を止む。

〔注〕「逆」は、ここでは水逆（水を飲むと直ぐに嘔吐する）のことを指す。虚煩は、悶え苦しむこと。反覆顛倒は、あちこちと寝返りを繰り返すこと。心中懊憹は、胸の中が悶え苦しむこと。少気は、呼吸が浅いこと。

第77条：発汗若しくは之を下し、而して煩熱、胸中窒る者は、梔子豉湯之を主る。

第78条：傷寒五六日、大いに之を下して後、身熱去らず、心中結痛する者、未だ解せんと欲せざるなり、梔子豉湯之を主る。

第79条：傷寒、下して後、心煩、腹満、臥起安からざる者は、梔子厚朴湯之を主る。

〈梔子厚朴湯方〉

梔子十四箇、擘く。厚朴四両、炙り、皮を去る。枳実四枚、水に浸し、炙り黄ならしむ。

右三味、水三升半を以て、煮て一升半を取り、滓を去り。二服に分ち、一服を温進す。吐を得る者は、後服を止む。

〔注〕臥起安からざる者とは、横になっても起きても安らかでない者。

第80条：傷寒、医丸薬を以て大いに之を下し、身熱去らず、微煩する者は、梔子乾姜湯之を主る。

〈梔子乾姜湯方〉

梔子十四箇、擘く。乾姜二両。

右二味、三升半の水を以て、煮て一升半を取り、滓を去り、二服に分ち、一服を温進す。吐を得る者は、後服を止む。

〔注〕丸薬は、強い下剤の丸薬のこと。微煩は、少しいらいらすること。

第81条：凡そ梔子湯を用うるに、病人、旧、微溏する者、之を与え服すべからず。

〔注〕微溏は、少し下痢すること。

第82条：太陽病、発汗、汗出解せず、其の人なお発熱、心下悸、頭眩、身瞤動、振振として地に擗おれんと欲する者は、真武湯之を主る。

〈真武湯方〉
茯苓、芍薬、生姜各三両、切る。白朮二両。附子一枚、炮じ、皮を去る。八片に破る。
右五味、水八升を以て、煮て三升を取り、滓を去り、七合を温服す。日に三服す。
〔注〕頭眩は、めまいのこと。身瞤動は、身体がぴくぴくしたりすること。

第83条：咽喉乾燥する者は、発汗すべからず。

第84条：淋家は、発汗すべからず、発汗すれば、必ず便血す。
〔注〕淋家は、淋の病気（尿が少量ずつしか出ない病気）にかかっている者。

第85条：瘡家、身疼痛するといえども、発汗すべからず。汗出づれば則ち痓す。
〔注〕瘡家は、身体に皮膚病のある者。痓は、痙攣のこと。

第86条：衄家、発汗すべからず、汗出づれば必ず、額上、陥り、脉急緊、直視眴ずることあたわず。眠ることを得ず。

〔注〕衄家は、鼻出血しやすい者。直視眴ずることあたわずとは、直視して眼を動かすことができないこと。

第87条：亡血家、発汗すべからず、発汗すれば則ち寒慄して振るう。

〔注〕亡血家とは、貧血のあるひと。寒慄は、寒くて振るえること。

第88条：汗家、重ねて発汗すれば、必ず恍惚として心乱れ、小便し已って陰疼む。禹餘粮丸を与う。

〔注〕汗家は、汗をかきやすい人。陰は、陰部のこと。

第89条：病人寒有り、復た発汗し、胃中冷ゆれば、必ず蚘を吐す。

第90条：本発汗し、而して復之を下す、此を逆となすなり。若し先ず発汗するは、治、逆となさず。本先ず之を下し、而して反って之を汗するを、逆となす。若し先ず之を下すは、治、逆となさず。
〔注〕逆は、逆の治療のこと。

第91条: 傷寒、医之を下し、続いて下利を得、清穀止まず、身疼痛する者は、急いで当に裏を救うべし。後、身疼痛し、清便自ら調う者、急に当に表を救うべし。裏を救うには四逆湯に宜し。表を救うには桂枝湯に宜し。
〔注〕清便は、下痢便のこと。

第92条: 病、発熱、頭痛、脈反って沈、若し差えず、身体、疼痛するするものは、当に其の裏を救べし。

〈四逆湯方〉

甘草二両、炙る。乾姜一両半。附子一枚、生にて用い、皮を去り、八片に破る。

右三味、水三升を以て、煮て一升二合を取り、滓を去り、分ち温め再服す。強人は大附子一枚、乾姜三両可なり。

第93条．太陽病、先ず下して愈えず。因って復、発汗す。此れを以て、表裏倶に虚し、其の人、因って冒を致す。冒家汗出ずれば自ら愈ゆ。然る所以の者は、汗出で表和するが故なり。裏未だ和せざれば、然る後に復た之を下す。

〔注〕冒は、頭を物でおおわれた感じで、ぼんやりした状態のこと。

第94条．太陽病、未だ解せず。脈陰陽倶に停であるものは、必ず先ず振慄し、汗出でて解す。但だ陽脈微の者は、先ず汗出でて解し、但だ陰脈微の者は、之を下して解す。若し之を下さんと欲せば、調胃承気湯に宜し。

〔注〕停は、『説文解字』には「停は止なり」とあるが、この条文での意味は不明。

第95条．太陽病、発熱汗出づる者は、此れ栄弱衛強となす。故に汗を出さしむ、邪風を救わんと欲する者は、桂枝湯に宜し。

〔注〕栄弱衛強とは、栄気（栄気は脈中をめぐり全身を栄養する）が弱く、衛気（衛

気は脈外をめぐり全身を防衛する機能がある）が強いこと。

第96条：傷寒、五六日、中風、往来寒熱、胸脇苦満、嘿嘿として飲食を欲せず、心煩喜嘔、或いは胸中煩して嘔せず、或いは渇し、或いは腹中痛み、或いは脇下痞鞕し、或いは心下悸し、或いは小便不利し、或いは渇せず、身に微熱あり、或いは欬する者は、小柴胡湯之を主る。

〈小柴胡湯方〉

柴胡半斤。黄芩三両。人参三両。半夏半升、洗う。甘草、炙る、生姜各三両、切る。

大棗十二枚、擘く。

右七味、水一斗二升を以て、煮て六升を取り、滓を去り、再煎して三升を取る。一升を温服す、日に三服す。若し胸中煩して嘔せざれば、半夏人参を去り、栝樓実一枚を加う。若し渇れば、半夏を去り、人参を前に合せて四両半とし栝樓根四両を加う。若し腹中痛めば、黄芩を去り、芍薬三両を加う。若し脇下痞鞕すれば、大棗を去り、牡蠣四両を加う。若し心下悸、小便不利すれば、黄芩を去り茯苓四両を加う。若し渇せず、外に微熱有れば、人参を去り、桂枝三両を加え、温覆して微しく汗すれば愈ゆ。若し欬すれば、人参大棗生姜を去り、五味子半升、乾姜二両を加う。

〔注〕往来寒熱は、悪寒のある時には熱はなく、悪寒が止むと熱が出ること。胸脇苦満は、胸から脇にかけてつまった様に苦しい状態。嘿嘿として飲食を欲せずとは、気分が悪く黙っていて食欲もないこと。心煩は、胸が悶えて苦しいこと。喜嘔は、しばしば吐き気があること。

第97条：血弱く気尽き、腠理開き、邪気、因って入り、正気と相搏ち、脇下に結ぶ。正邪分争し、往来寒熱、休作時有り、嘿嘿として飲食を欲せず。臓腑相連り、其痛必ず下る。邪高く痛下し。故に嘔せしむなり、小柴胡湯之を主る。柴胡湯を服し已り、渇する者、陽明に属す。法を以て之を治す。

〔注〕腠理とは、体液のにじみ出る所で、気血の流通する出入り口のこと。

第98条：病を得て六七日、脈遅浮弱、悪風寒、手足温、医二三之を下し、食すること能わずして脇下満痛、面目及び身黄、頸項強り、小便難の者は、柴胡湯を与う。後、必ず下重す。本渇して水を飲み、而して嘔する者は、柴胡湯与うるに中らざるなり。穀を食する者は噦す。

〔注〕脇下満痛は、脇の下が張って痛むこと。面目及び身黄とは、顔面や目、身体に黄疸があること。小便難は、小便が出にくいこと。下重は、裏急後重、しぶりばらのこと。

第99条：傷寒四五日、身熱悪風、頸項強り、脇下満、手足温にして渇する者は、小柴胡湯之を主る。

第100条：傷寒、陽脈濇、陰脈弦、法当に腹中急痛すべき者は、先ず小建中湯を与え、差えざる者は小柴胡湯之を主る。

〈小建中湯方〉

桂枝三両、皮を去る。甘草二両、炙る。大棗十二枚、擘く。芍薬六両。生姜三両、切る。膠飴一升。

右六味、水七升を以て、煮て三升を取り、滓を去り、飴を内れ、更に微火に上せて消解し、一升を温服す。日に三服す。嘔家は建中湯を用うべからず。甜きを以ての故なり。

〔注〕濇は、小刀で竹を削るように渋滞した脈のこと。弦は、琴の弦を按ずるような脈のこと。

第101条．傷寒、中風、柴胡証有るときは、但だ一証を見せば便ち是なり。必ずしも悉く具えず。凡そ柴胡湯の病証にして之を下し、若し柴胡の証、罷まざる者は、復た柴胡湯を与う。必ず蒸蒸として振い、却って復た発熱し汗出でて解す。

〔注〕蒸蒸とは、内熱によって身体が蒸されるようになること。

第102条．傷寒二三日、心中悸して煩する者は、小建中湯之を主る。

〔注〕悸は、動悸。煩は、いらいらすること。

第103条．太陽病、過経十余日、反って二三之を下し、後四五日、柴胡の証なほ在る者は先ず小柴胡湯を与う。嘔止まず、心下急、鬱鬱微煩する者は、未だ解せずと為す也。大柴胡湯を与えて之を下せば、則ち癒ゆ。

〈大柴胡湯方〉

柴胡半斤。黄芩三両。芍薬三両。半夏半升、洗う。生姜五両、切る。枳実四枚、炙る。大棗十二枚、擘く。

右七味、水一斗二升を以て、煮て六升を取り、滓を去り再煎す。一升を温服す。日に三服す。一方、大黄二両を加う。若し加えざれば、恐らく大柴胡湯となさず。

〔注〕心下急は、心窩部がつまること。鬱鬱は、心が晴れないこと。微煩は、少しいらいらすること。

第104条．傷寒十三日解せず、胸脇満して嘔し、日晡所潮熱を発し、已にして微利し、此れ本と柴胡の証、之を下して以て利を得ず、今反って利する者は、医丸薬を以て之を下せるを知る。此れ其の治に非ざるなり。潮熱する者は、実なり。先ず宜しく小柴胡湯を服して以て外を解すべし。後、柴胡加芒消湯を以て之を主る。

〈柴胡加芒消湯方〉

柴胡二両十六銖。黄芩一両。人参一両。甘草一両、炙る。生姜一両、切る。半夏二十銖、本と云う、五枚、洗う。大棗四枚、擘く。芒消二両。

右八味、水四升を以て、煮て二升を取り、滓を去り、芒消を内れ、更に煮て微沸し、分温再服す。解せざれば更に作る。

〔注〕日晡所は、午後4時頃、日暮れ。潮熱は、発熱が潮水のように一定の時刻に体温が上昇するもの。微利は、少し下痢すること。

第105条．傷寒十三日、過経、讝語する者、熱有るを以てなり。当に湯を以て、之を下すべし。若し小便利する者は、大便当に鞕かるべし。しかるに反って下利し、脈、調和する者は、医丸薬を以て之を下すを知る。其の治に非ざるなり。若し自下利する者は、脉当に微、厥すべし。今反って和する者は、此れ内実となすなり、調胃承気湯之を主る。

〔注〕過経は、経を過ぎる、つまり太陽病から陽明病に移ったことを指す。譫語は、うわ言のこと。微脈は、極めて細く軟らかで、圧迫すると消えてしまう脈。厥は、手足厥冷のこと。内実は、内が実証であること。

第106条．太陽病、解せず、熱膀胱に結び、其の人狂の如く、血自ら下る。下る者は癒ゆ。其の外解せざる者は、尚お未だ攻む可からず。当に先ず外を解すべし。外解しおわって、但だ少腹急結する者は、乃ち之を攻む可し。桃核承気湯に宜し。

〈桃核承気湯方〉

桃仁五十箇、皮尖を去る。大黄四両。桂枝二両、皮を去る。甘草二両、炙る。芒消二両。

右五味、水七升を以て、煮て二升半を取り、滓を去り、芒消を内れ、更に火に上せ微沸し、火より下し、食に先ちて五合を温服す、日に三服す。当に微利すべし。

〔注〕熱膀胱に結びとは、熱が膀胱に集まること。外は、外証のこと。少腹急結とは、左腸骨窩の索条物で、指頭で擦過すると、ひどく痛みを感じ膝を

屈曲させるという腹証のこと。

第107条．傷寒八九日、之を下し、胸満、煩驚、小便不利、讝語、一身盡く重く、轉側す可からざる者は、柴胡加竜骨牡蠣湯之を主る。

〈柴胡加竜骨牡蠣湯方〉

柴胡四両。竜骨、黄芩、生姜、切る、鉛丹、人参、桂枝、皮を去る、茯苓各一両半。半夏二合半、洗う。大黄二両。牡蠣一両半。熬る。大棗六枚、擘く。

右十二味、水八升を以て、煮て四升を取り、大黄を、切りて碁子の如きを内れ、更に煮ること一両沸、滓を去り、一升を温服す。本云う、柴胡湯に今、竜骨等を加う。

〔注〕胸満は、胸部が充満すること。煩驚は、神経過敏の状態。小便不利は、尿が少なくなること。讝語は、うわ言のこと。轉側は、寝返りのこと。

第108条．傷寒、腹満、讝語し、寸口の脉、浮にして緊は、此れ肝、脾に乗ずるなり。名づけて縦という。期門を刺す。

〔注〕肝、脾に乗ずるとは、五行説の木（肝）、火（心）、土（脾）、金（肺）、水（腎）においては、木（肝）が土（脾）をいじめるのである。これは、肝が脾に乗ずるという意味である。このことを縦という。

第109条．傷寒、発熱し、嗇嗇として悪寒し、大いに渇し、水を飲まんと欲し、其の腹、必ず満つる、自汗出で、小便利し、其の病解せんと欲す、此れ肝、肺に乗ずるなり。名づけて横という。期門を刺す。

〔注〕肝、肺に乗ずるとは、五行説の相侮の説により木（肝）、火（心）、土（脾）、金（肺）、水（腎）においては、木（肝）が強くなると金（肺）を侮るという状態になる。これを横と名づける。

第110条．太陽病、二日、反って躁す、凡そ其の背を熨し、而して大いに汗出で、大熱、胃に入り、胃中、水竭き、躁煩し、必ず讝語を発す。十餘日にして振慄し、自下利する者、此れ解せんと欲するなり。故に其の汗、腰より以下、汗するを得ず、小便せんと欲するを得ず。反って嘔し、矢溲せんと欲し、足下悪風し、大便鞕く、小便当に数なるべし。而して、反って数ならず、及び多からず。大便し已り、頭卓然として痛む。其の人、足心、必ず熱す、穀気、下流するが故なり。

〔注〕熨とは、焼いた煉瓦や瓦を背中にあてて発汗する治療法である。

第111条：太陽病、中風、火を以て劫かして発汗し、邪風火熱を被り、血気、流溢し、其の常、度を失し、両陽、相い熏灼し、其の身、黄を発し、陽盛んなれば則ち衄せんと欲し、陰虚すれば、小便難、陰陽倶に虚竭すれば、身体則ち枯燥す。但だ頭汗出で、頸を剤りて還り、腹満微喘、口乾咽爛、或は大便せず、久しければ讝語し、甚しき者は噦するに至る。手足躁擾、捻衣摸床、小便利する者は、其の人、治すべし。

〔注〕熏灼は、いぶすこと。両陽とは、二つの陽のことであり、邪風と火熱のことを指す。咽爛は、咽が爛れること。噦は、しゃっくりのこと。手足躁擾は、手足をばたばたすること。捻衣摸床とは、衣服をつまんだり、布団をさぐったりすること。

第112条．傷寒、脈浮、医火を以て迫劫し、亡陽、必ず驚狂し、起臥安からざる者は、桂枝去芍薬加蜀漆竜骨牡蠣救逆湯之を主る。

〈桂枝去芍薬加蜀漆牡蠣竜骨救逆湯方〉

桂枝三両、皮を去る。甘草二両、炙る。生姜三両、切る。大棗十二枚、擘く。牡蠣五両、熬る。蜀漆三両、洗いて腥を去る。竜骨四両。

右七味、水一斗二升を以て、先ず蜀漆を煮て、二升を減じ、諸薬を内れ、煮て三升を取り、滓を去り、一升を温服す。本云う、桂枝湯より、今芍薬を去り、蜀漆牡蠣龍骨を加う。

〔注〕迫劫は強くおびやかすことで、この文脈では火熱を用いて発汗させること。亡陽は、陽が失われること。驚狂は、精神が異常な興奮状態のこと。

第113条．形傷寒を作し、其の脉弦緊ならずして弱、弱の者は必ず渇す。火を被れば必ず讝語す。弱の者は発熱し脉浮。之を解するに当に、汗出でて愈ゆべし。

第114条：太陽病火を以て之を熏じ、汗を得ず、其の人必ず躁し、経に到って解せず。必ず清血す。名づけて火邪となす。

〔注〕清血とは下血のこと。

第115条：脈浮、熱甚し。而るに反って之を灸すれば、此れ実となす。実は虚を以て治す。火に因って動ずれば、必ず咽燥き吐血す。

第116条：微数の脈、慎んで灸すべからず。火に因って、邪をなせば、則ち煩逆を為す。虚を追い実を逐い、血、脈中に散ず。火気は微なりといえども、内攻すれば力有り。骨を焦し、筋を傷り、血、復し難し。脈浮は、宜しく汗を以て解すべし。火を用いて、之に灸すれば、邪従って出づることなし。火に因って、盛んなり。病、腰従り以下、必重して痺す。火逆と名づく。自ら解せんと欲する者、必ず当に先づ煩すべし。煩すれば乃ち汗有りて解す。何を以てか之を知る。脉浮の故に汗出でて解するを知る。

〔注〕煩は、心がいらいらすること。

第117条．焼鍼にて其の汗をせしめ、鍼せし處、寒を被り、核起こりて赤き者は、必ず奔豚を発す。気少腹より上りて心を衝く者、其の核上に灸すること各一壮、桂枝加桂湯を与う。更に桂枝二両を加う。

〈桂枝加桂湯方〉

桂枝五両、皮を去る。芍薬三両。生姜三両、切る。甘草二両、炙る。大棗十二枚、擘く。

右五味、水七升を以て、煮て三升を取り、滓を去り、一升を温服す。本云う、桂枝湯、今桂を加えて満五両とす。桂を加うる所以の者は、以て能く奔豚気を泄せばなり。

〔注〕奔豚は、下腹部から胸や咽に気が突き上げてくる病気。

第118条．火逆、之を下し、焼鍼に因って煩躁する者は、桂枝甘草竜骨牡蠣湯之を主る。

〈桂枝甘草竜骨牡蠣湯方〉

桂枝一両、皮を去る。甘草二両、炙る。牡蠣二両、熬る。竜骨二両。

右四味、水五升を以て、煮て二升半を取り、滓を去り、八合を温服す、日に三服す。

〔注〕躁煩は、胸苦しく手足をばたばたして悶えること。

第119条．太陽の傷寒は、温鍼を加うれば必ず驚す。

〔注〕驚は、ものごとにおどろき精神不安の状態となること。

第120条．太陽病、当に悪寒発熱すべし。今自汗出で、反って悪寒せず発熱せず。関上の脈が細数の者は、医、之を吐するの過ちを以てなり。一二日之を吐す者は、腹中飢ゆれど、口に食すること能はず。三四日之を吐する者は、糜粥を喜まず。冷食を食せんと欲し、朝に食して暮に吐す。医之を吐するを以ての致す所なり。此を小逆となす。

〔注〕小逆は、小さな誤りのこと。

第121条：太陽病、之を吐す。但だ太陽病は当に悪寒すべきに、今反って悪寒せず、衣を近くすることを欲せず。これ之を吐するの内煩なりとなす。

第122条：病人、脈数。数を熱となす。当に穀を消し、食を引くべし。しかるに反って吐す者は、これ汗を発し、陽気をして微ならしめ、膈気虚す。脈乃ち数なり。数を客熱となす。穀を消すること能はず。胃中虚冷を以ての、故に吐するなり。

〔注〕膈は横隔膜の意味です。膈気は胃の気、即ち消化機能を指す。

第123条：太陽病、過経十余日、心下温温として吐せんと欲し、而して胸中痛む。大便反って溏、腹微満、鬱鬱微煩す。この時に先ち自ら吐下を極むる者、調胃承気湯を与う。若ししからざる者は、与うべからず。但だ嘔せんと欲し。胸中痛み微溏する者は、これ柴胡湯の証に非ず。嘔するを以ての故に吐下を極むることを知るなり。

〔注〕心下温温は、胃がむかむかすること。鬱鬱は、心が晴れないこと。微

煩は、少しいらいらすること。

第124条：太陽病、六七日表証なお在り、脈は微にして沈、反って結胸せず、其の人狂を発する者は、熱下焦に在るを以て小腹当に鞕満すべし。小便自利の者は、血を下せば乃ち癒ゆ、然る所以の者は、太陽、経に随い、瘀熱、裏に在るを以ての故なり。抵当湯之を主る。

〈抵当湯方〉

水蛭、熬る、蝱蟲各三十箇、翅足を去り、熬る。桃仁二十箇、皮尖を去る。大黄三両、酒にて洗う。

右四味、水五升を以て、煮て三升を取り、滓を去り、一升を温服す。下らざれば、更に服す。

〔注〕結胸は、邪気が胸中に集まって上腹部を按圧すると痛む病気のこと。
小腹は、下腹部。

第125条：太陽病、身黄、脈は沈結、少腹鞕く、小便不利の者は、血無しとなす也。

小便自利し、其の人狂の如き者は、血証諦なり、抵当湯之を主る。

〔注〕血無しとは、瘀血ではないこと。

第126条：傷寒、熱有り、少腹満し、まさに小便不利なるべし。今、反って利する者は、血有りとなす也。当に之を下すべし、余薬す可からず。抵当丸に宜し。

〈抵当丸〉

水蛭二十箇、熬る。䖟蟲二十箇、翅足を去り、熬る。桃仁二十五箇、皮尖を去る。大黄三両。

右四味、擣きて四丸に分ち、水一升を以て、一丸を煮て、七合を取り、之を服す。晬時にして当に血を下すべし。若し下らざる者は更に服す。

〔注〕血有りは、瘀血があること。

第127条：太陽病、小便利する者、飲水多きを以て、必ず心下悸す。小便少き者は、必ず裏急に苦しむ。

〔注〕裏急は、腹痛のこと。

3　太陽病の脈証ならびに治を辨ずる　下

第128条：問うて曰く、病に結胸有り、蔵結有り、其の状何如。答えて曰く、之を按じて痛み、寸脈浮、関脈沈、名づけて結胸と曰うなり。

〔注〕結胸は、これを押えると痛み、寸脈が浮、関脈が沈のもの。

第129条：何を蔵結と謂うや。答えて曰く、結胸の状の如く、飲食故の如く。時時下利し、寸脉浮、関脉小細沈緊、名づけて蔵結と曰う。舌上白胎滑の者は、治し難し。

第130条：蔵結、陽証無く、往来寒熱せず、其の人、反って静か、舌上胎滑の者は、攻むべからざるなり。

第131条：病、陽に発し、しかるに反って之を下し、熱入り因って、結胸となす、病、陰に発し、しかるに反って之を下し、因って痞をなすなり。結胸と成る所以の者は、之を下すこと太早きを以ての故なり。結胸の者、項も亦強ばること柔痓の状の如きは之を下せば則ち和す。大陥胸丸に宜し。

〈大陥胸丸方〉

大黄半斤。葶藶子半斤、熬る。芒消半升。杏仁半升、皮尖を去り、熬りて黒くす。

右四味、二味を擣き、篩い、杏仁、芒消を内れ、合わせ研して脂の如くし、散に和し、弾丸の如きもの一枚を取り、別に甘遂末一銭匕を擣き、白蜜二合、水二升にて、煮て一升を取り、温めて之を頓服す。一宿にして乃ち下る。もし下らずんば、更に服す。下を取るを効となす。禁んで薬法の如くせよ。

〔注〕痞(つかえ)は、胸腹の間の気の流れが阻害されたために生ずる症状。柔痓は、けいれん性の疾患である痓病の一種で、首が強ばり発汗して脈は沈遅で痓攣を起こす病気。

第132条．結胸の証、其の脈浮大の者、下すべからず、之を下せば則ち死す。

第133条．結胸の証、悉く具り、煩躁する者、亦死す。

〔注〕煩躁は、胸苦しく手足をばたばたして悶えること。

第134条．太陽病、脈浮にして動数、浮は則風と為し、数は則ち熱と為し、動は則ち痛と為し、数は則ち虚と為す。頭痛、発熱、微しく盗汗出で、而して反って悪寒する者は、表未だ解せざる也。医反って之を下し、動数遅に変じ、膈内拒痛し、胃中空虚、客気膈に動じ、短気煩躁、心中懊憹、陽気内陥、心下因って鞕し、則ち結胸と為す。大陥胸湯之を主る。若し大結胸せず、但だ頭汗出で、余処汗無く、頸を剤りて還り、小便不利、身必ず黄を発す也。

〈大陥胸湯方〉

大黄六両、皮を去る。芒消一升。甘遂一銭匕。

右三味、水六升を以て、先ず大黄を煮て二升を取り、滓を去り、芒消を内れ、煮て一両沸し、甘遂末を内れ、一升を温服す。快利を得れば、後服を止む。

〔注〕短気は、息切れのこと。膈内拒痛は、胸を按圧すると痛むこと。心中懊憹は、胸が悶え乱れて苦しむこと。剤は、そろえるという意味。還は、めぐらせるという意味。頸を剤りて還りとは、汗が頸より上にだけ出ること。

第135条．傷寒、六七日、結胸熱実、脈沈にして緊、心下痛み、之を按じて石鞕の者は、大陥胸湯之を主る。

〔注〕熱実は、熱証で実証のこと。

第136条．傷寒、十余日、熱結ぼれて裏にあり、復、往来寒熱する者は大柴胡湯を与う。但だ結胸して、大熱無し。此れ水結ぼれて胸脇にありと為す也。但だ頭微しく汗出づる者は、大陥胸湯之を主る。

〈大柴胡湯方〉

柴胡半斤。枳実四枚、炙る。生姜五両、切る。黄芩三両。芍薬三両。半夏半升、洗う。

大棗十二枚、擘く。

右七味、水一斗二升を以て、煮て六升を取り、滓を去り再煎す。一升を温服す。日に三服す。一方、大黄二両を加う。若し加えざれば、恐らく大柴胡湯となさず。

〔注〕往来寒熱は、悪寒のある時には熱はなく悪寒が止むと熱が出ること。

第137条．太陽病、重ねて発汗し、復た之を下し、大便せざること五六日、舌上燥して渇し、日晡所小しく潮熱あり、心下より少腹に至り、鞕満し、痛みて近づくべからず者は、大陥胸湯之を主る。

〔注〕日晡所は、午後4時頃、日暮れ。潮熱は、発熱が潮水のように一定の時刻に体温が上昇するもの。

第138条．小結胸の病、正に心下にあり、之を按せば則ち痛み、脈浮滑の者は、小陥胸湯之を主る。

〈小陥胸湯方〉

黄連一両。半夏半升、洗う。栝樓實大者一枚。

右三味、水六升を以て、先づ栝樓を煮て三升を取り、滓を去り、諸薬を内れ、煮て二升を取り、滓を去り、分温三服す。

〔注〕心下は、上腹部のこと。滑脈は、玉が指の下をころがる感じの脈。

第139条: 太陽病、二三日、臥すること能わず、但だ起きんと欲す。心下必ず結す。脈微弱の者、此れ本、寒分あるなり。反って之を下し、若し利止めば、必ず結胸を作す。未だ止まざる者、四日にして復之を下せば、此れ協熱利と作すなり。

〔注〕協熱利は、体表の熱と体内に寒のある下痢のこと。

第140条: 太陽病、之を下して、その脈促、結胸せざる者、これ解せんと欲すとなすなり。脈浮の者、必ず結胸す。脈緊の者、必ず咽痛す。脈弦の者、必ず両脇拘急す。脉細数の者、頭痛未だ止ず。脉沈緊の者、必ず嘔せんと欲す。脉沈滑の者、協熱利す。脉浮滑の者、必ず下血す。

〔注〕促は、はやい、せまるということ。

第141条．病、陽に在り、まさに汗を以て之を解すべし。反って冷水を以て、之を潠き、若くは之に灌げば、その熱劫されて、去ることを得ず。いよいよ更に益々煩し、肉上粟起す。意に水を飲むことを得んと欲すれども反って渇せざる者は、文蛤散を服す。若し差えざる者は、五苓散を与う。寒実結胸、熱証なき者は、三物小陥胸湯を与えう。白散も亦服すべし。

〈文蛤散方〉

文蛤五両。

右一味散となし、沸湯を以て、一方寸匕を和して服す。湯は五合を用う。

〈五苓散方〉

猪苓十八銖、黒皮を去る。白朮十八銖。沢瀉一両六銖。茯苓十八銖。桂枝半両、皮を去る。

右五味散と為し、更に、臼中に之を杵き、白飲にて和し、方寸匕を之を服す。日に三服す。多く煖水を飲み、汗出れば愈ゆ。

〈白散方〉

桔梗三分。巴豆一分、皮心を去り、熬りて黒くし、研て脂の如くす。貝母三分。

右三味散と爲す。巴豆を内れ、更に臼中に之を杵き、白飲を以て和し服す。強人は半錢匕、羸者は之を減ず。病膈上に在れば必ず吐し。膈下に在れば必ず利す。利せざれば熱粥一杯を進む。利過止まず。冷粥一杯を進む。身熱、皮粟解せず。衣を引き自ら覆わんと欲し、若しくは水を以て、之をふき、之を洗えば、益々熱劫かされて出づることを得ざらしむ。当に汗すべくして汗せざれば則ち煩す。たとえば汗出でおわり、腹中痛めば、芍薬三両を与えること上法の如くす。

〔注〕劫は、おびやかすこと。肉上粟起は、皮膚に鳥肌がたつこと。潠きは、吹きかけること。灌は、水を注ぐこと。

第142条．太陽と少陽の併病、頭項強痛、或は眩冒、時に結胸の如く、心下痞鞕する者は当に大椎第一間、肺兪、肝兪を刺すべし。慎んで汗を発すべからず、汗を発すれば則ち讝語す。脉弦、五日にして讝語止まざれば、当に期門を刺すべし。

〔注〕心下痞鞕は、心窩部がつかえて抵抗感のあるもの。大椎は、督脈の穴で、第7頸椎と第1胸椎の棘突起の間に位置する。肺兪、肝兪は足の太陽膀胱経の穴で、肺兪は、第3胸椎棘突起の下で、正中から1・5寸外側に位置し、肝兪は、第9胸椎棘突起の下で、正中から1・5寸外側に位置する。期門は、足の厥陰肝経の穴で、乳頭直下で、第6肋間に位置する。

第143条．婦人中風、発熱悪寒するに、経水適ま来る。之を得て七八日、熱除き而して脉遅、身涼、胸脇下満、結胸状の如く、譫語する者は、これ熱血室に入るとなすなり。当に期門を刺し、其の実するに随つて之を取る。

〔注〕経水は、月経のこと。血室は、子宮のこと、または肝臓という説あり。

第144条．婦人中風、七八日、続いて寒熱を得、発作時有り、経水適ま断つ者は、これ熱血室に入るとなすなり。其の血必ず結す。故に瘧状の如くに発作時あらしむ。小柴胡湯之を主る。

〈小柴胡湯方〉

柴胡半斤。黄芩三両。人参三両。半夏半升、洗う。甘草三両。生姜三両、切る。大棗十二枚、擘く。

右七味、水一斗二升を以て、煮て六升を取り、滓を去り、再煎し三升を取り、一升を温服し、日に三服す。

〔注〕瘧は、マラリアのこと。

第145条：婦人傷寒、発熱、経水適ま来り、昼日、明了、暮は則ち譫語し、鬼状の如きを見すものは、これ熱血室に入るとなす。胃気及び上の二焦を犯すことなくば、必ず自ら愈ゆ。

〔注〕明了は、意識明瞭のこと。

第146条：傷寒六七日、発熱微悪寒、支節煩疼、微嘔、心下支結、外証未だ去らざる者、柴胡桂枝湯之を主る。

〈柴胡桂枝湯方〉

桂枝一両半、皮を去る。黄芩一両半。人参一両半。甘草一両、炙る。半夏二合半、洗う。

芍薬一両半。大棗六枚、擘く。生姜一両半、切る。柴胡四両。

右九味、水七升を以て、煮て三升を取り、滓を去り、一升を温服す。本云う、人参湯、作りは桂枝法の如く、半夏柴胡黄芩を加え、復た柴胡の法の如くす。今人参を用い、半剤に作る。

〔注〕支節煩疼は、四肢が疼いて痛むこと。心下支結は、心窩部に物がつかえてすっきりしないこと。外証は、発熱や悪寒などの症状。

第147条　傷寒五六日、已に発汗し復た之を下し、胸脇満微結、小便不利、渇して嘔せず。但頭汗出で、往来寒熱、心煩の者、これ未だ解せずとなすなり。柴胡桂枝乾姜湯之を主る。

〈柴胡桂枝乾姜湯方〉

柴胡半斤。桂枝三両、皮を去る。乾姜二両。栝樓根四両。黄芩三両。牡蠣二両、熬る。甘草二両、炙る。

右七味、水一斗二升を以て、煮て六升を取り、滓を去り、再煎して三升を取り、一升を温服す、日に三服す。初め服して微煩す。復た服して汗出づれば便ち愈ゆ。

〔注〕胸脇満微結は、軽い胸脇苦満（季肋部に充満感があってつまった様に苦しく按圧すると圧痛や抵抗を認めるのこと）。往来寒熱は、悪寒のある時には熱はなく悪寒が止むと熱が出ること。心煩は、胸が煩悶して苦しむこと。

第148条．傷寒五六日、頭汗出で、微悪寒、手足冷え、心下満、口食を欲せず、大便鞕、脉細の者、これ陽微結となす。必ず表有り。復た裏有るなり。脉沈もまた裏に在るなり。汗出ずるを陽微となす。もし純陰結すれば、また外証あるを得ず。悉く入りて裏に在り。此れ半ば裏にあり、半ば外にありとなすなり。脉沈緊といえども、少陰病となすことを得ず。然る所以のものは、陰は有汗を得ず、今、頭汗、出で、故に少陰にあらざるを知るなり。小柴胡湯を与うべし。もし、了了たらざる者は、屎を得れば解す。

〔注〕陽結は、胃腸の実熱による便秘をいい、その軽症を陽微結という。陰結は、脾腎の虚証で寒証の場合の便秘をいう。

第149条：傷寒五六日、嘔して発熱する者は、柴胡湯の証具わる。しかるに他薬を以て之を下し、柴胡の証なお在る者は復た柴胡湯を与え、これ已に之を下すといえども、逆となさず。必ず蒸蒸として振い、却って発熱汗出でて解す。若し心下満して鞕痛する者、此れ結胸となすなり。大陥胸湯之を主る。但、満して痛まざる者は、此れを痞となす。柴胡之を与うるに中らず。半夏瀉心湯に宜し。

〈半夏瀉心湯方〉

半夏半升、洗う。黄芩、乾姜、人参、甘草、炙る、各三両。黄連一両。大棗十二枚、擘く。

右七味、水一斗を以て、煮て六升を取り、滓を去り。再煎して三升を取り、一升を温服し、日に三服す。大陥胸湯を須いる者は、方前の第二法を用う。

〔注〕蒸蒸は、体内から熱気が蒸し出されること。痞は、上腹部がつかえること。

第150条：太陽、少陽の併病、しかるに反って之を下し、結胸と成り、心下鞕、下利止まず。水漿下らず。其の人、心煩す。
〔注〕水漿は、飲み物のこと。

第151条．脈浮にして緊、しかるに復た之を下し、緊反って裏に入れば、則ち痞となる。之を按じて自ら濡なるは、但だ気痞するのみ。
〔注〕濡は、しっとりぬれること。気痞は、気が痞えていること。

第152条．太陽中風、下利嘔逆、表解する者、乃ち之を攻むべし。其の人漐漐として汗出で、発作時有り。頭痛、心下痞鞕満し、脇下に引きて痛み、乾嘔短気、汗出で悪寒せざる者、此れ表解すれども裏未だ和せざるなり。十棗湯之を主る。

〈十棗湯方〉

芫花熬る。甘遂。大戟。

右三味等分、各別に擣きて散となし。水一升半を以て、先ず大棗の肥の者十枚を煮て、八合を取り、滓を去り、薬末を内る。強人は一錢匕を服し、羸人は半銭を服す。之を温服す。平旦に服す。若し下し、少く、病、除ざる者、明日更に服す。半銭を加う。快下利を得たる後、糜粥にて自ら養う。

〔注〕心下痞鞕満は、心窩部が膨満して硬くなること。短気は、呼吸困難のこと。裏未だ和せざるなりとは、裏証がまだ残っていること。

第153条．太陽病、医、発汗し、遂に発熱悪寒す、因って復た之を下し、心下痞す。表裏倶に虚し、陰陽の気、並びに竭く。陽なければ則ち陰独りなり、復た焼鍼を加え、因って胸煩す。面色青黄、膚瞤する者、難治なり。今、色微黄、手足温なる者、愈え易し。

〔注〕医は、医師のこと。胸煩は、胸がいらいらすること。

第154条．心下痞、之を按じて濡、其の脉、関上浮の者は、大黄黄連瀉心湯之を主る。

〈大黄黄連瀉心湯方〉

大黄二両。黄連一両。

右二味、麻沸湯二升を以て之を漬し、須臾にして絞り滓を去り。分温再服す。

〔注〕濡は、軟らかいこと。関上浮は、関脈が浮いていること。

第155条. 心下痞、復た悪寒し汗出る者、附子瀉心湯之を主る。

〈附子瀉心湯方〉

大黄二両。黄連一両。黄芩一両。附子一枚、炮じ、皮を去り破りて、別ち煮て汁を取る。

〔注〕心下痞は、心窩部がつかえること。

第156条. 本、之を下すを以ての故に心下痞し、瀉心湯を与う。痞、解せず。其の人渇して口燥、煩す。小便不利の者は、五苓散之を主る。一方に云う、之を忍ぶこと一日して乃ち愈ゆ。

第157条. 傷寒、汗出でて解するの後、胃中不和、心下痞鞕、乾噫食臭、脇下に水気有り、腹中雷鳴、下利する者、生姜瀉心湯之を主る。

〈生姜瀉心湯方〉

生姜四両、切る。甘草三両、炙る。人参三両。乾姜一両。黄芩三両。半夏半升、洗う。黄連一両。大棗十二枚、擘く。

右八味、水一斗を以て、煮て六升を取り、滓を去り、再煎して三升を取る。一升を温服し、日に三服す。附子瀉心湯、本云う、附子を加う。半夏瀉心湯、甘草瀉心湯、同体別名なるのみ。生姜瀉心湯、本云う、理中人参黄芩湯、桂枝朮を去り、黄連を加う。并びに瀉肝法なり。

〔注〕胃中不和は、胃の働きが悪くなること。心下痞鞕は、心窩部がつかえ硬くなること。乾噫は、げっぷのこと。腹中雷鳴は、お腹がゴロゴロなること。

第158条．傷寒、中風、医反って之を下し、其の人、下利すること、日に数十行。穀化せず、腹中雷鳴、心下痞鞕して満、乾嘔心煩、安きを得ず。医、心下痞を見て、病、盡きずと言う。復た之を下すに、其の痞、益々甚し。此れ結熱にあらず、但だ胃中虚し、客気、上逆を以ての故に鞕からしむなり。甘草瀉心湯之を主る。

〈甘草瀉心湯方〉

甘草四両、炙る。黄芩三両。乾姜三両。半夏半升、洗う。大棗十二枚、擘く。黄連一両。

右六味、水一斗を以て、煮て六升を取り、滓を去り、再煎して三升を取る。一升を温服し、日に三服す。

〔注〕心下痞鞕して満は、心下がつかえて硬く張ること。乾嘔は、からえずきのこと。心煩は、いらいらすること。客気は、邪気のこと。上逆は、上に突きあげること。

第159条：傷寒、湯薬を服し、下利止まず。心下痞鞕す。瀉心湯を服し已り、復た他薬を以て之を下し、利、止まず。医、理中を以て、之を与え、利益甚し。理中は、中焦を理む。此の利は下焦に在り、赤石脂禹餘粮湯之を主る。復た止まざる者は、当に其の小便を利すべし。

〈赤石脂禹餘粮湯方〉

赤石脂一斤、砕く。太一禹餘粮一斤、砕く。

右二味、水六升を以て、煮て二升を取り、滓を去り、分温三服す。

〔注〕理中は、理中丸（人参湯）のこと。

第160条：傷寒、吐下の後、発汗、虚煩、脈甚だ微なること八九日、心下痞鞕、脇下痛み、気咽喉に上衝し、眩冒、経脈動惕者は、久しくして、痿を成す。

〔注〕上衝は、上に突きあがること。眩冒は、めまいのこと。痿は、手足の筋肉が痩せ衰えて運動障害を起こす病気。

第161条：傷寒、発汗、若しくは吐し、若しくは下し、解して後、心下痞鞕、噫気除かざる者は旋復代赭湯之を主る。

〈旋復代赭湯方〉

旋復花三両。人参二両。生姜五両。代赭一両。甘草三両、炙る。半夏半升、洗う。大棗十二枚、擘く。

右七味、水一斗を以て、煮て六升を取り、滓を去り、再煎して三升を取り、一升を温服し、日に三服す。

〔注〕心下痞鞕は、上腹部が硬くつかえること。噫気は、げっぷのこと。

第162条：下して後、更に桂枝湯を行るべからず。若し汗出でて喘し大熱無き者は、麻黄杏子甘草石膏湯与うべし、之を主る。

〈麻黄杏子甘草石膏湯方〉

麻黄四両。杏仁五十箇、皮尖を去る。甘草二両、炙る。石膏半斤、砕き、綿にてつつむ。

右四味、水七升を以て、麻黄を煮て、二升を減じ、白沫を去り、諸薬を内れ、煮て二升を取り、滓を去り、一升を温服す。本云う黄耳杯と。

〔注〕大熱は、体表の熱のこと。

第163条：太陽病、外証未だ除かざるに、しばしば之を下し、遂に協熱して利し、利下止まず、心下痞鞕、表裏、解せざる者は、桂枝人参湯之を主る。

〈桂枝人参湯方〉

桂枝四両、別に切る。甘草四両、炙る。白朮三両。人参三両。乾姜三両。

右五味、水九升を以て、先ず四味を煮て、五升を取り、桂を内れ、更に煮て三升を取り、滓を去り、一升を温服す、日に再び夜に一服す。

〔注〕協熱して利は、表熱と裏の寒が合わさって下痢を起こすこと。

第164条：傷寒、大いに下して後、復た発汗し、心下痞、悪寒する者、表、未だ解せざるなり。痞を攻むべからず。当に、先ず表を解すべし。表解して乃ち、痞を攻むべし。表を解するには、桂枝湯に宜し。痞を攻るには大黄黄連瀉心湯に宜し。

〔注〕心下痞は、心窩部のつかえ。

第165条：傷寒発熱、汗出でて、解せず、心中痞鞕、嘔吐し下利する者、大柴胡湯之を主る。

〔注〕心中痞鞕は、心下痞鞕と同じで、心窩部がつかえて抵抗感のあること。

第166条：病、桂枝の証の如く、頭、痛まず。項、強らず。寸脉微、浮。胸中痞鞕、気喉咽に上衝し、息すること得ざる者、これ胸に寒有りとなすなり。当に之を吐すべし。瓜蔕散に宜し。

〈瓜蔕散方〉

瓜蔕一分、熬りて黄ならしむ。赤小豆一分。

右二味、各別に擣き篩いて、散となし已りて、合して之を治む。一銭匕を取り。香豉、一合を以て、熱湯七合を用いて、煮て、稀糜を作り、滓を去り、汁を取り散に和し、温めて之を頓服す。吐せざる者は、少少加え、快吐を得て乃ち止む。諸亡血虚家は、瓜蔕散を与うべからず。

〔注〕胸中痞鞕は、胸の中は痞えて硬いこと。

第167条：病、脇下に素、痞有り。連りて臍傍に在り。痛み少腹に引き、陰筋に入る者、これを蔵結と名く、死す。

〔注〕陰筋は、陰部のこと。

第168条：傷寒、若くは吐し、若くは下して後、七八日解せず。熱、結んで裏に在り、表裏、倶に熱、時時悪風し、大いに渇し、舌上乾燥して煩、水数升を飲まんと欲する者、白虎加人参湯之を主る。

〈白虎加人参湯方〉

知母六両。石膏一斤、砕く。甘草二両、炙る。人参二両。粳米六合。

右五味、水一斗を以て、米を煮て熟し、湯成りて滓を去り、一升を温服す。日に三服す。この方、立夏後立秋前に乃ち服す可し。立秋後は服すべからず。正月二月三月は尚凜冷にして、亦与えて之を服すべからず。之を与えれば、則ち嘔利して腹痛す。諸亡血虚家、また与うべからず。之を得れば則ち腹痛利する者、ただ之を温むべし。当に、愈ゆべし。

第169条：傷寒、大熱なく、口燥渇、心煩、背微悪寒する者は、白虎加人参湯之を主る。

〔注〕心煩は、いらいらすること。

第170条：傷寒、脈浮、発熱汗無く、其の表、解せず、白虎湯を与うべからず。

渇して水を飲まんと欲し、表証無き者は、白虎加人参湯之を主る。

第171条：太陽と少陽の併病、心下鞕、頸項強りて眩する者、当に大椎、肺兪、肝兪を刺すべし。慎んで之を下すこと勿れ。

〔注〕併病は、もともと太陽病に罹っていて、治らずにまだ症状が残っているのに、陽明の症状が生じた場合を併病という。大椎は、督脈の穴で、第7頸椎と第1胸椎の棘突起の間。肺兪、肝兪は足の太陽膀胱経の穴。肺兪は、第3胸椎棘突起の下で、正中から1・5寸外側に位置し、肝兪は、第9胸椎棘突起の下で、正中から1・5寸外側に位置する。

第172条：太陽と少陽の合病、自下利の者、黄芩湯を与う。若し嘔する者、黄芩加半夏生姜湯之を主る。

〈黄芩湯方〉

黄芩三両。芍薬二両。甘草二両、炙る。大棗十二枚、擘く。

右四味、水一斗を以て、煮て三升を取り、滓を去り、一升を温服す、日に再び夜に一服す。

〈黄芩加半夏生姜湯方〉

黄芩三両。芍薬二両。甘草二両、炙る。大棗十二枚、擘く。半夏半升、洗う。生姜一両半、一方、三両、切る。

右六味、水一斗を以て、煮て三升を取り、滓を去り、一升を温服す。日に再び夜に一服す。

〔注〕合病は、太陽病と陽明病などの2つの病位がともに邪を受け、相い合わさって病む者をいう。病の本体は一カ所であるが、同時に病気の勢いが2、3カ所に現す者をいう。

第173条．傷寒、胸中に熱有り、胃中に邪気有り、腹中痛み、嘔吐せんと欲する者、黄連湯之を主る。

〈黄連湯方〉

黄連三両。甘草三両、炙る。乾姜三両。桂枝三両、皮を去る。人参二両。半夏半升、洗う。大棗十二枚、擘く。

右七味、水一斗以て、煮て六升を取り、滓を去り、温服す。昼三たび夜二たび。疑うらくは仲景方に非ず。

〔注〕邪気は、寒の邪気または、熱の邪気。

第174条．傷寒、八九日、風湿、相搏ち、身体、疼煩、自ら轉側する能わず、嘔せず、渇せず。脉浮虚にして濇の者、桂枝附子湯之を主る。若其の人、大便鞕、小便自利の者、去桂加白朮湯之を主る。

〈桂枝附子湯方〉

桂枝四両、皮を去る。附子三枚、炮じ、皮を去り破る。生姜三両、切る。大棗十二枚、擘く。甘草二両、炙る。

右五味、水六升を以て、煮て二升を取り、滓を去り、分温三服す。

〈去桂加白朮湯方〉

附子三枚、炮じ、皮を去りて破る。白朮四両。生姜三両、切る。甘草二両、炙る。大棗十二枚、擘く。

右五味、水六升を以て、煮て二升を取り、滓を去り、分温三服す。初め一服して、其の人身痺するが如し、半日許りにて復た之を服す。三服都て盡し。其の人、冒状の如くなり、怪む勿れ。これ附子朮を以て、併せて皮内を走り、水気を逐い未だ除くを得ざるが故に、之をせしむるのみ。法当に桂四両を加う。これ本一方二法、大便鞕小便自利するを以て、桂を去るなり。大便鞕らず、小便不利を以て、当に桂を加うべし。附子三枚の多きを恐れるなり。虚弱家及び産婦は、宜しく之を減服すべし。

〔注〕風湿相搏ちとは、風邪と湿邪が一緒になって生体を侵すこと。疼煩は、悶えて痛むこと。自ら轉側する能わずとは、自分で寝返りができないこと。浮脈は、軽く圧迫してよく触れ、強く圧迫すると脈が触れにくい脈。虚脈は、無力な脈で、圧迫すると空虚な感じの脈。濇（渋）脈は、小刀で竹を削るように渋滞した脈。

第175条：風湿、相搏ち、骨節疼煩、掣痛して、屈伸するを得ず。之に近づけば則ち痛み劇しく、汗出て短気、小便不利、悪風、衣を去るを欲せず、或は身に微腫する者、甘草附子湯之を主る。

〈甘草附子湯方〉

甘草二両、炙る。附子二枚、炮じ、皮を去りて破る。白朮二両。桂枝四両、皮を去る。

右四味、水六升を以て、煮て三升を取り、滓を去り、一升を温服す、日に三服す。初め服して微汗を得れば則ち解す。能く食し汗を止め、復た煩する者、将に五合を服すべし。一升の多き者を恐るるものは、宜しく服するに六七合を、始めとなす。

〔注〕風湿相搏ちは、風邪と湿邪が一緒になって生体を侵すこと。骨節疼煩は、骨が疼いて痛みいらいらすること。掣痛は、ひきつれて痛むこと。

第176条：傷寒、脉浮滑、これ、表に熱有り、裏に寒有るを以てなり、白虎湯之を主る。

〈白虎湯方〉

知母六両。石膏一斤、砕く。甘草二両、炙る。粳米六合。

右四味、水一斗を以て、米を煮て熟し、湯成らば滓を去り、一升を温服す。日に三服す。

第177条．傷寒、脉結代、心動悸するは、炙甘草湯之を主る。

〈炙甘草湯方〉

甘草四両、炙る。生姜三両、切る。人参二両。生地黄一斤。桂枝三両、皮を去る。阿膠二両。麦門冬半升、心を去る。麻仁半升。大棗三十枚、擘く。

右九味、清酒七升、水八升を以て、先ず八味を煮て、三升を取り、滓を去る、膠を内れ烊消して盡して、一升を温服す。日に三服す。一名、復脉湯。

〔注〕結脈は、ゆったりした脈で時々1回脈の拍動が止まる脈。代脈は、一定の脈拍数の後に脈が止まるもの。

第178条．脈之を按ずるに来ること緩、時に一止して復た来る者、名づけて結と曰う。又脈来ること動にして中止、更に来ること小数、中にして還る者有るは、反って動ず、名づけて結と曰う。陰なり。脈来ること動にして中止、自ら還ること能はず、因って復た動ずる者、名づけて代と曰う。陰なり。この脈を得る者、必ず治し難し。

4　陽明病の脈証ならびに治を辨ずる

第179条：問うて曰く、病、太陽陽明有り、正陽陽明有り、少陽陽明有り、何を謂うや。答えて曰く、太陽陽明は、脾約是れなり。正陽陽明は、胃家実是れなり。少陽陽明は、発汗、小便を利し已って、胃中燥、煩、実、大便難是れなり。

〔注〕脾約は、便秘のこと。胃家実は、便秘のこと。

第180条：陽明の病たる、胃家実、是れなり。

〔注〕胃家実は、胃腸が実証であり、便秘のこと。

第181条：問うて曰く、何に縁って、陽明病を得るかと。答えて曰く、太陽病、若しくは発汗、若しくは下し、若しくは小便を利し、此れ津液を亡くし、胃中乾燥し、因って陽明に転属す。更衣せず、内実、大便難の者、此れを陽明と名づく。
〔注〕津液は、体液のこと。更衣は、大便すること。転属は、病位が移ること。

第182条：問うて曰く、陽明病、外証いかんと。答えて曰く、身熱、汗自ら出で悪寒せず、反って悪熱するなり。

第183条：問うて曰く、病、之を得て一日、発熱せずして悪寒するものあり。何ぞやと。答えて曰く、之を得ること一日といえども、悪寒将に自ら罷まんとす、即ち自汗出でて悪熱なり。
〔注〕悪熱は、熱に苦しみ絶え難いもの。

第184条：問うて曰く、悪寒、何故に自ら罷むと。答えて曰く、陽明は中に居る。土を主るなり。万物帰する所、復た伝うる所無し。始は悪寒すといえども、二日にして自ら止む。これを陽明病となすなり。
〔注〕土は、五行説の木火土金水の土（脾）である。

第185条．本、太陽、初め病を得し時、其の汗を発し、汗先づ出づるも徹せず、因って陽明に転属す。傷寒発熱、無汗、嘔して食する能わず、しかるに反って汗出づること濈濈然たる者、是れ陽明に転属するなり。

〔注〕濈は、集まった水が流れるさまをいう。濈濈然は、絶え間なくだらだらということ。

第186条．傷寒三日、陽明の脉大なり。

第187条．傷寒脉浮にして緩、手足自ら温なる者は、是れ繫りて太陰に在りとなす。太陰は、身当に発黄すべし。若し小便自利の者は、発黄すること能わず。七八日に至って、大便難の者は、陽明病となすなり。

〔注〕緩脈は、一呼吸に四つの拍動で、脈の往来は等しい脈である。浮脈は、軽く橈骨動脈に触れてよく脈が触れることができ、術者の指に強く力をいれて、橈骨動脈を圧迫して橈骨にまで到達する位置で、脈が触れにくい脈のことをいう。

第188条：傷寒、陽明に転繫する者、其の人濈然として微汗、出づるなり。
〔注〕繫は、つなぐ、かかるという意味。濈然は、絶え間なくだらだら流れ出るということ。

第189条：陽明の中風、口苦、咽乾、腹満、微喘し、発熱悪寒、脈浮にして緊、若し之を下せば則ち腹満し、小便難なり。

第190条：陽明病、若し能く食すれば、中風と名づく。食する能わざるを、中寒と名づく。

第191条：陽明病、若し中寒である者、食すること能わず、小便不利し、手足濈然として汗出づ、これ固瘕とならんと欲す。必ず大便初め鞕く、後に溏す。然る所以のものは、胃中冷えて、水穀別たざるを以ての故なり。
〔注〕濈然は、だらだらということ。

第192条: 陽明病、初め食を欲し、小便反って利せず。大便自ら調い、其の人、骨節、疼み、翕翕として熱状有るが如し。奄然として発狂す。濈然として汗出で解する者、これ水穀気に勝たず、汗と共に并す、脉緊、則愈ゆ。

〔注〕翕翕は、いっせいにということ。奄然は、たちまち、にわかにという意味。濈然は、絶え間なくだらだらという意味。

第193条: 陽明病、解せんと欲する時、申より戌の上に至る。

〔注〕申は午後4時、およびその前後の2時間、戌は午後8時、およびその前後の2時間。

第194条: 陽明病、食する能わず、其の熱を攻むれば必ず噦す。然る所以の者、胃中虚冷なるが故なり。其の人本虚するを以て、其の熱を攻むれば必ず噦す。

〔注〕噦は、しゃっくりのこと。

第195条: 陽明病、脈遅、食用いて飽き難し。飽けば則ち微煩頭眩し、必ず小便難す。これ穀癉となす。之を下すといえども腹満故の如し。然る所以の者は、脉遅なるが故なり。

〔注〕微煩は、少しいらいらすること。頭眩は、めまいのこと。

第196条: 陽明病、法汗多きに、反って汗無く、其の身、虫の皮中を行く状の如き者、此れ久しく虚するを以ての故なり。

〔注〕法は、さだめ、本来はという意味。

第197条: 陽明病、反って、汗無く、而して小便利し、二三日、嘔して欬し、手足厥する者、必ず頭痛に苦しむ。若し欬せず、嘔せず、手足厥せざる者、頭、痛まず。

〔注〕欬は咳と同じ。手足厥は、手足が冷えること。

第198条: 陽明病、但だ頭眩し、悪寒せず、故に能く食して欬し、其の人、咽必ず痛む。若欬せざる者、咽痛まず。

第199条：陽明病、汗無く、小便不利、心中懊憹する者、身必ず、黄を発す。

〔注〕心中懊憹は、胸が悶え乱れて苦しいこと。

第200条：陽明病、火を被り、額上に微汗出でて、小便不利の者、必ず黄を発す。

〔注〕火を被りとは、火熱による治療を受けたという意味。

第201条：陽明病、脉浮にして緊の者、必ず潮熱し、発作時有り。但だ浮の者、必ず盗汗出ず。

〔注〕潮熱は、発熱が潮水のように一定の時刻に体温が上昇するもの。

第202条：陽明病、口燥き但だ、水を漱がんと欲し、嚥むを欲せざる者は、此れ必ず衄す。

〔注〕衄は、鼻出血のこと。

第203条．陽明病、もと自汗出で、医更に重ねて発汗し、病已に差ゆるも、なお微煩し、了了たらざる者、此れ必ず大便鞕きが故なり。津液を亡し、胃中乾燥するを以ての故に大便をして鞕からしむ。当に其の小便、日に幾行なるを問うべし。若し、もと小便日に三四行、今、日に再行す。故に大便久しからずして出づることを知る。今、小便、数少きがために、津液当に、還って胃中に入るべきを以ての故に、久しからずして必ず大便するを知るなり。

〔注〕微煩は、少しいらいらすること。津液は、血液以外の体液のこと。

第204条．傷寒、嘔多きは、陽明の証ありと雖も、之を攻むべからず。

第205条．陽明病、心下鞕満の者、之を攻むべからず。之を攻め、利遂に、止まざる者は死す。利止む者は愈ゆ。

〔注〕心下鞕満は、上腹部が硬く張っていること。

第206条：陽明病、面、色赤に合するは、之を攻むべからず。必ず発熱す。色黄の者、小便不利なり。

第207条：陽明病、吐せず、下らず、心煩する者、調胃承気湯を与うべし。

〈調胃承気湯方〉

甘草二両、炙る。芒消半升。大黄四両、清酒にて洗う。

右三味、切り、水三升を以て、二物煮て、一升に至り、滓を去り、芒消を内れ、更に微火に上せ一二沸、温めて、之を頓服す。以て胃気を調う。

〔注〕心煩は、胸がいらいら苦しく感じること。

第208条：陽明病、脉遅、汗出づると雖も、悪寒せざる者、其の身必ず重く、短気腹満して喘す。潮熱有る者、此れ外、解せんと欲す。裏を攻むべきなり。手足濈然として汗出づる者、此れ大便已に鞕し。大承気湯之を主る。若し汗多く、微しく発熱悪寒する者、外、未だ解せざるなり。其の熱、潮にあらざれば、未だ承気湯を与うべからず。若し腹、大いに満し、通ぜざる者、小承気湯を与え、胃気を微しく和すべし。大いに泄下するに至らしむること勿れ。

〈大承気湯方〉

大黄四両、酒にて洗う。厚朴半斤、炙り、皮を去る。枳実五枚、炙る。芒消三合。

右四味、水一斗を以て、先ず二物を煮て、五升を取て、滓を去り、大黄を内れ、更に煮て二升を取り、滓を去り、芒消を内れ、更に微火に上せ一両沸し、分温再服す。下を得れば余は服すること勿れ。

〈小承気湯方〉

大黄四両、酒にて洗う。厚朴二両、炙り、皮を去る。枳実三枚、大なるもの、炙る。

右三味、水四升を以て、煮て一升二合をとり、滓を去り、分温二服す。初め湯を服し、当に更衣すべし。しからざる者は尽く之を飲む。若し更衣する者、之を服すこと勿れ。

〔注〕短気は、息切れのこと。潮熱は、発熱が潮水のように一定の時刻に体温が上昇すること。濈然は、絶え間なくだらだらという意味。

第209条．陽明病、潮熱、大便微しく鞕の者、大承気湯を与うべし。鞕からざる者は、之を与うべからず。若し大便せざること六七日、恐らく燥屎あらん。之を知らんと欲するの法、少しく小承気湯を与え、湯腹中に入り、転失気する者、此れ燥屎有るなり。乃ち之を攻むべし。若し転失気せざる者、此れ但だ初頭鞕く、後必ず溏す。之を攻むべからず。之を攻むれば、必ず脹満し、食すること能わず。水を飲まんと欲する者、水を与うれば、則ち噦す。其の後発熱する者、必ず大便復た鞕くして、少なきなり。小承気湯を以て、之を和せ。転失気せざる者、慎んで攻むべからざるなり。

〔注〕燥屎は、乾燥した大便のこと。転失気は、放屁のこと。

第210条．夫れ実すれば則ち讝語、虚すれば則ち鄭声。鄭声は、重語なり。直視、讝語、喘満する者は死す。下利する者も、また死す。

〔注〕鄭声は、うわごとの一種、低音でぶつぶつと繰返しつぶやくこと。讝語は、うわ言のこと。

第211条．発汗すること多きに、若し重ねて発汗する者、其の陽を亡し、譫語す。脈短の者、死す。脉、自ら和する者、死せず。

〔注〕短脈は、脈の拍動が短く感じ、寸と尺の位置で十分に触れない脈である。

第212条．傷寒、若しくは吐し、若しくは下して後、解せず。大便せざること五六日、上、十余日に至り、日晡所、潮熱を発し、悪寒せず、独語して鬼状を見すが如く、若し劇者、発すれば則ち、人を識らず。循衣摸牀、惕して安らず。微喘直視す。脉弦の者は生き、濇の者は死す。微の者は、但だ発熱す。譫語する者は、大承気湯之を主る。若し一服にて利するときは、則ち後服を止むず。

〔注〕日晡所は、日暮れのこと。潮熱は、一定の時刻に発熱すること。人を識らずは、人事不省になること。循衣摸牀は、病人が手で衣服を撫でたり布団のふちをさすったりすること。惕して安らずは、びくびくして安静にできないこと。直視は、眼がまっすぐ正面を見ること。弦脈は、琴の弦を按ずるような脈。濇脈は、小刀で竹を削るように渋滞した脈。微脈は、極めて細く

軟らかで圧迫すると消えてしまう脈。

第213条：陽明病、其の人、多く汗し、津液外出でて、胃中燥くを以て、大便必ず鞕し。鞕ければ、則ち譫語す。小承気湯之を主る。若し一服にて譫語止む者、更に復た服することなかれ。

第214条：陽明病、譫語潮熱を発し、脈滑にして疾の者、小承気湯之を主る。因って承気湯一升を与え、腹中転気する者、更に一升を服す。若し転気せざる者、更に之を与うること勿れ。明日又大便せず、脉反って微濇の者、裏虚するなり。治し難しとなす。更に承気湯を与うべからず。

〔注〕滑脈は、玉が指の下をころがる感じの脈である。腹中転気は、腹の中でガスがごろごろ動くこと。微脈は、極めて細く軟らかで圧迫すると消えてしまう脈。濇脈は、小刀で竹を削るように渋滞した脈。

第215条：陽明病、譫語、潮熱有り。反って食す能わざる者、胃中必ず燥屎五六枚有るなり。若し能く食する者、但だ鞕きのみ。宜しく大承気湯之を下すべし。
〔注〕譫語は、うわ言。潮熱は、一定の時刻に発熱がある熱のこと。燥屎は、乾燥した硬い大便のこと。

第216条．陽明病、下血、譫語する者、此れ熱血室に入るとなす。但だ頭、汗出づる者、期門を刺し、其の実に随いて、之を寫すれば、濈然として汗出づれば則愈ゆ。
〔注〕血室は、子宮のこと、肝臓という説もある。期門は、足の厥陰肝経の穴で、前胸部にある。濈然は、絶え間なくだらだら発汗すること。

第217条．汗出で譫語する者、燥屎有り、胃中に在るを以て、此れ風と爲す也。須らく下す者、過経せば乃ち之を下すべし。之を下すこと若し早ければ、語言、必ず乱る。表虚裏実するを以ての故なり。之を下せば愈ゆ。大承気湯に宜し。

〔注〕表虚は、発汗のこと。裏実は、便秘のこと。

第218条．傷寒四五日、脉沈にして喘満す。沈は裏に在りと爲す。しかるに反って其の汗を発し、津液越出し、大便難と爲す。表虚裏実す。久しければ則ち讝語す。

第219条．三陽の合病、腹満、身重く、以て転側し難く、口不仁、面垢つき、讝語、遺尿す。発汗すれば則ち讝語し、之を下せば則ち、額上汗を生じ、手足逆冷す。若し自汗出づる者、白虎湯之を主る。

〈白虎湯方〉

知母六両。石膏一斤、砕く。甘草二両、炙る。粳米六合。

右四味、水一斗を以て、米を煮て熟す、湯成り、滓を去り、一升を温服す。日に三服す。

〔注〕三陽の合病は、太陽病、少陽病、陽明病などの3つの病位がともに邪を受け、相い合わさって病む者をいう。病の本体は一カ所であるが、同時に

病気の勢いが2、3カ所に現す者をいう。転側は、寝返りすること。口不仁は、顔面の知覚低下のこと。面垢は、顔面に垢がつくこと。

第220条．二陽の併病、太陽の証、罷み、但だ潮熱を発し、手足漐漐として汗出で、大便難くして、譫語する者、之を下せば則ち愈ゆ、大承気湯に宜し。

〔注〕二陽の併病とは、もともと太陽病に罹っていて、治らずにまだ症状が残っているのに、陽明の症状が生じた場合をいう。漐漐発汗とは、手足に汗がにじみ出る位の発汗をいう。

第221条．陽明病、脉浮にして緊、咽燥き、口苦く、腹満して喘し、発熱汗出で、悪寒せず反って悪熱し、身重く、若し発汗すれば則ち躁し、心憒憒として反って譫語す。若し温鍼を加うれば、必ず怵惕、煩躁して、眠るを得ず、若し之を下せば。則ち胃中空虚、客気膈を動かし、心中懊憹、舌上胎の者は、梔子豉湯之を主る。

〈梔子豉湯方〉

肥梔子十四枚、擘く。香豉四合、綿にてつつむ。

右二味、水四升を以て、梔子を煮て、二升半を取り、豉を内れ、更に煮て一升半を取り、滓を去り、分かちて二服となす。一服を温進す。快吐を得る者は、後服を止む。

〔注〕心憒憒は、不安な気持ちになること。怵惕は、びくびくすること。煩躁は、胸苦しく手足をばたばたして悶えること。客気は、邪気のこと。心中懊憹は、胸の中が悶乱して安らかでないこと。

第222条．若し渇して水を飲まんと欲し、口乾して舌燥の者、白虎加人参湯之を主る。

〈白虎加人参湯方〉

知母六両。石膏一斤、砕く。甘草二両、炙る。粳米六合。人参三両。

右五味、水一斗を以て、米を煮て熟す、湯成り、滓を去り、一升を温服す。日に三服す。

第223条：若し脈浮にして発熱し、渇して水を飲まんと欲し、小便不利の者、猪苓湯之を主る。

〈猪苓湯方〉

猪苓皮を去る、茯苓、澤瀉、阿膠、滑石砕く、各一両。

右五味、水四升を以て、先ず四味を煮て、二升を取り、滓を去り、阿膠を内れ、烊消し、七合を温服す、日に三服す。

第224条：陽明病、汗出づること多くして、渇する者、猪苓湯を与うべからず。汗多く胃中燥く、猪苓湯にて復た、其の小便を利するを以ての故なり。

第225条：脉浮にして、遅、表熱裏寒、下利清穀の者、四逆湯之を主る。

〈四逆湯方〉

甘草二両、炙る。乾姜一両半。附子一枚、生にて用い、皮を去り、八片に破る。

右五味、水三升を以て、煮て一升二合を取り、滓を去り、分かち温め二服す。強人は大附子一枚、乾姜三両にて可なり。

〔注〕脈が浮にして遅は、1回の呼吸の時間に脈拍が3回以下で軽く圧迫してよく触れるが強く圧迫すると脈が触れにくい脈。表熱は、体表に熱があること。裏寒は、体内に寒があること。下利清穀は、未消化の下痢便のこと。

第226条：若し胃中虚冷し、食す能わざる者、水を飲めば則ち噦す。
〔注〕胃中虚冷は、胃の中が虚して冷えること。噦は、しゃっくりのこと。

第227条：脉浮、発熱、口乾、鼻燥し、能く食する者、則ち衄す。
〔注〕衄は、鼻出血のこと。

第228条：陽明病、之を下し、其の外熱有り、手足温にして、結胸せず、心中懊憹し、飢えて食すること能わず、但だ頭汗出づる者、梔子豉湯之を主る。
〔注〕心中懊憹は、胸の中が悶乱して安らかでないこと。

第229条：陽明病、潮熱を発し、大便溏、小便自可し、胸脇満去らざる者、小柴胡湯を与う。

〈小柴胡湯方〉

柴胡半斤。黄芩三両。人参三両。半夏半升、洗う。甘草三両、炙る。生姜三両、切る。大棗十二枚、擘く。

右七味、水一斗二升を以て、煮て六升を取り、滓を去り、再煎して三升を取る。一升を温服す、日に三服す。

〔注〕潮熱は、一定の時刻に発熱すること。溏は、軟便のこと。

第230条：陽明病、脇下鞕満、大便せずして嘔し、舌上白胎の者、小柴胡湯を与うべし。上焦、通ずるを得、津液下るを得、胃気因って和し、身濈然として汗出でて解す。

〔注〕脇下鞕満は、胸脇部が硬く張っていること。胃気は、胃の働きのこと。濈然は、汗が絶え間なくだらだら出ること。

第231条：陽明の中風、脈、弦、浮、大にして短気、腹都て満ち、脇下及心痛み、久しく之を按ずれども気通ぜず。鼻乾き、汗を得ず、臥を嗜み、一身及び、目、悉く黄、小便難、潮熱有り、時時噦す、耳の前後腫れ、之を刺せば小しく差ゆ。外、解せず。病、十日を過ぎ、脈、続いて浮の者、小柴胡湯を与う。

〔注〕弦脈は、琴の弦を按ずるような脈。短気は、息切れのこと。噦は、しゃっくりのこと。

第232条：脈但だ浮、余証なき者、麻黄湯を与う。若し尿せず、腹満に噦を加うる者、治せず。

〈麻黄湯方〉

麻黄三両、節を去る。桂枝二両、皮を去る。甘草一両、炙る。杏仁七十箇、皮尖を去る。

右四味、水九升を以て、麻黄を煮て、二升を減じ、上沫を去り、諸薬を内れ、煮て二升半を取り、滓を去り、八合を温服す。覆いて微似汗を取る。

第233条：陽明病、自汗出で、若し発汗し、小便自利の者、此れ、津液内竭すとなす。鞕と雖も、之を攻むべからず。当に、須らく自ら大便せんと欲すべし。宜しく蜜煎導にて之を通ずべし。若しくは土瓜根、及び大猪胆汁、皆、導となすべし。

〈蜜煎方〉

食蜜七合。

右一味、銅器に内れ、微火にて煎ず。当に、須らく凝って飴状の如くすべし。之を攪して焦著せしむること勿れ。丸ずべしと欲せば、手を併せて捻り挺と作り、頭をなして鋭かしめ、大さ指の如く、長さ二寸許り、当に、熱き時、急ぎ作るべし。冷れば則ち鞕し、以て穀道中に内れ、手を以て急に抱え、大便せんと欲する時、乃ち之を去る。疑うらくは仲景の意に非ず。已に試みて甚だ良し。

又、大猪胆一枚、汁を瀉し、少許の法醋にて和し、以て穀道の内に灌ぐ。一食頃の如きうちに当に大便にて、宿食悪物を出づべし、效は甚だしい。

〔注〕津液内竭は、体液が減少すること。

第234条．陽明病、脈、遅、汗出づること多し、微悪寒する者、表、未だ解せざるなり。発汗すべし。桂枝湯に宜し。

〈桂枝湯方〉

桂枝三両、皮を去る。芍薬三両。生姜三両。甘草二両、炙る。大棗十二枚、擘く。

右五味、水七升を以て、煮て三升を取り、滓を去り、一升を温服す。須臾に、熱稀粥一升をすすり、以て薬力を助け。汗を取る。

第235条．陽明病、脈浮、汗無くして喘する者、発汗すれば則ち愈ゆ、麻黄湯に宜し。

第236条．陽明病、発熱、汗出づる者、此れ、熱越すとなす。発黄すること能わずなり。但だ頭汗出で、身に汗無く、頸を剤りて還る。小便不利し。渇して水漿を引く者、此れ瘀熱、裏に在りとなす。身、必ず黄を発す、茵蔯蒿湯之を主る。

〈茵蔯蒿湯方〉

茵蔯蒿六両。梔子十四枚、擘く。大黄二両、皮を去る。

右三味、水一斗二升を以て、先ず茵蔯を煮て、六升に減じ、二味を内れ、煮て三升を取り、滓を去り、分かちて三服す。小便当に利すべし。尿皀莢汁の状の如く、色正赤なり、一宿にして腹減じ、黄、小便より去る。

〔注〕熱越とは、熱が発散すること。

第237条．陽明の証、其の人喜忘する者、必ず畜血有り。然る所以の者、もと久しく瘀血あるが故に、喜忘せしむ。屎鞕しと雖も、大便反って易く、其の色必ず黒き者、宜しく抵当湯にて之を下すべし。

〈抵当湯方〉

水蛭熬る、蝱蟲翅足を去り、熬る、各三十箇。大黄三両、酒にて洗う。桃仁二十箇、皮尖を去り及両人の者。

右四味、水五升を以て、煮て三升を取り、滓を去り、一升を温服す。下らざれば、更に服す。

〔注〕喜忘は、よく忘れること。畜血は、瘀血のこと。

第238条．陽明病、之を下し、心中懊憹して煩、胃中、燥屎有る者、攻むべし。腹微満し、初頭鞕く、後、必ず溏するは、之を攻むべからず。若し燥屎有る者、大承気湯に宜し。

〔注〕初頭鞕くとは、出始めの大便が堅いこと。溏は、軟便のこと。

第239条．病人、大便せざること五六日、臍を繞りて痛み、煩躁、発作時有る者、此れ燥屎有るが故に、不大便ならしむる。

第240条．病人、煩熱し、汗出づれば則解す、又瘧状の如く、日晡所発熱する者、陽明に属す。脉実の者、宜しく之を下すべし、脉浮虚の者、宜しく発汗すべし。之を下すには大承気湯を与え、発汗するには、桂枝湯に宜し。

〔注〕煩熱は、いらいらし発熱すること。瘧状は、マラリアの様な病状。日晡所は、日暮れのこと。

第241条．大いに下して後、六七日、大便せず、煩して解せず、腹満痛する者、此れ燥屎有るなり。然る所以のものは、もと宿食有るが故なり。大承気湯に宜し。

〔注〕煩は、いらいらすること。宿食は、以前からの腸内に溜まった大便のこと。

第242条．病人、小便不利、大便乍ち難、乍ち易く、時に微熱有り、喘冒して臥すること能わざる者、燥屎有るなり。大承気湯に宜し。

〔注〕喘冒は、喘々してめまいが起こること。

第243条．穀を食して嘔せんと欲するものは、陽明に属すなり。呉茱萸湯之を主る。湯を得て反って劇しき者、上焦に属す。

〈呉茱萸湯方〉

呉茱萸一升、洗う。人参三両。生姜六両、切る。大棗十二枚、擘く。

右四味、水七升を以て、煮て二升を取り、滓を去り、七合を温服す、日に三服す。

第244条．太陽病、寸緩、関浮、尺弱、其の人、発熱汗出で、復た悪寒し、嘔せず、但だ心下痞の者、此れ医之を下すを以てなり。其の下さざる者の如き、病人、悪寒せず渇する者、此れ陽明に転属するなり。小便数の者、大便必ず鞕く、更衣せざること十日、苦しむ所無し。渇して水を飲まんと欲するもの、少少之を与え、但だ法を以て之を救う。渇する者、五苓散に宜し。

〈五苓散方〉

猪苓皮を去る、白朮、茯苓各十八銖。沢瀉一両六銖、桂枝半両、皮を去る。

右五味、散となす。白飲に和す。方寸匕を服す。日に三服す。

〔注〕更衣は、大便を排便すること。

第245条．脈、陽微にして汗出づること少き者、自ら和すとなす。汗出づること多き者、太過となす。陽脉実し、因って其の汗を発し、出づること多き者、また太過となす。太過の者、陽、裏において絶すとなす。津液を亡し、大便因って鞕し。

〔注〕陽微は、寸脈（陽脈）が微であること。

第246条：脈浮にして芤、浮は陽となし、芤は陰となす。浮芤相搏ち、胃気熱を生じ、其の陽則ち絶す。

〔注〕芤は大きく幅のある脈で、ネギの切り口に指をあてるような中空の感じの脈をいい、虚証の脈で体液の亡失を意味する。

第247条：趺陽の脈浮にして濇、浮則ち胃気強し、濇則ち小便数、浮濇相搏ち、大便則鞕し、其の脾約となす。麻子仁丸之を主る。

〈麻子仁丸方〉

麻子仁二升。芍薬半斤。枳実半斤、炙る。大黄一斤、皮を去る。厚朴一尺、炙り、皮を去る。杏仁一升、皮尖を去り、熬る。別に脂と作す。

右六味、蜜にて和し丸となし、梧桐子大の如くす。十丸を飲服す、日に三服す。漸く加えて、知るを以て度となす。

〔注〕趺陽の脈は、足の足背動脈の拍動であり、胃腸の機能を反映するとい

われている。濇脈は、小刀で竹を削るように渋滞した脈のこと。浮脈は、軽く橈骨動脈に触れてよく脈が触れることができ、術者の指に強く力をいれて、橈骨動脈を圧迫して橈骨にまで到達する位置で、脈が触れにくい脈のこと。脾約とは大便が秘結すること、便秘のこと。

第248条：太陽病三日、発汗、解せず。蒸蒸として発熱する者、胃に属す。調胃承気湯之を主る。

〔注〕蒸蒸は、体内から熱気が蒸し出されるような状態。

第249条：傷寒、吐して後、腹脹満する者、調胃承気湯を与う。

第250条：太陽病、若しくは吐し若しくは下し、若しくは発汗して後、微煩、小便数、大便因って鞕き者、小承気湯を与え、之を和すれば愈ゆ。

〔注〕微煩は、少しいらいらすること。

第251条：病を得て、二三日、脈弱、太陽柴胡の証なく、煩躁、心下鞕、四五日に至って、能く食すと雖も、小承気湯を以て、少少与えて微しく之を和し、小しく安かしむ。六日に至って、承気湯一升を与う。若し大便せざること六七日、小便少なき者、食を受けずと雖も、ただ、初頭鞕く、後必ず溏、未だ定りて鞕と成らず、之を攻むれば必ず溏、須らく、小便利し、屎鞕を定む。乃ち之を攻むべし。大承気湯に宜し。

〔注〕煩躁は、胸苦しく手足をばたばたして悶えること。心下鞕は、上腹部が硬いこと。初頭鞕は、大便の始めが硬いこと。溏は、軟便のこと。

第252条：六七日、目中、了了たらず、睛和せず。表裏の証なく、大便難、身微熱の者、此れ実となす。急に之を下せ。大承気湯に宜し。

〔注〕目中了了たらずとは、目がはっりしないこと。睛和せずとは、ぼんやりとして、物がはっきり見えないこと。

第253条：陽明病、発熱、汗多き者、急に之を下せ。大承気湯に宜し。

第254条：発汗、解せず。腹満痛の者、急に之を下せ。大承気湯に宜し。

第255条：腹満、減ぜず。減ずるも言に足らざるもの、当に之を下すべし。大承気湯に宜し。

第256条：陽明と少陽の合病、必ず下利す。其の脈、負ならざる者、順となす。負は失なり。互ひに相剋賊するを名づけて負となす。脉滑にして数の者、宿食有り。当に之を下すべし。大承気湯に宜し。

〔注〕合病は、太陽病と陽明病などの2つの病位がともに邪を受け、相い合わさって病む者をいう。病の本体は一カ所であるが、同時に病気の勢いが2、3カ所に現す者をいう。負は失を意味する。順は、通常の状態のこと。剋は、勝つことである。賊は傷害である。宿食は、便秘のこと。

第257条：病人、表裏の証なく、発熱すること七八日、脈浮数の者と雖も、之を下すべし、たとえば已に下し。脉数、解せず。熱を合すれば則ち消穀喜飢し、六七日に至って、大便せざる者、瘀血有り。抵当湯に宜し。
〔注〕消穀喜飢は、食べてもすぐに空腹を感じることをいう。

第258条：若し脉数、解せず。而して下、止まざるもの、必ず協熱して便膿血す。

第259条：傷寒、発汗已り、身、目、黄をなす。然る所以の者、寒湿、裏に在りて、解せざるを以ての故なり。以て下すべからずとなす。寒湿、中に於て之を求む。

第260条：傷寒、七八日、身黄なること橘子色の如く、小便不利、腹微満の者、茵蔯蒿湯之を主る。
〔注〕橘子色は、みかんの色のこと。

第261条：傷寒、身黄、発熱、梔子柏皮湯之を主る。
〈梔子柏皮湯方〉

肥梔子十五箇、擘く。甘草一両、炙る。黄柏二両。

右三味、水四升を以て、煮て一升半を取り、滓を去り、分温再服す。

第262条．傷寒、瘀熱裏に在り、身必ず黄す。麻黄連軺赤小豆湯之を主る。

〈麻黄連軺赤小豆湯方〉

麻黄二両、節を去る。連軺二両、連翹根是なり。杏仁四十箇、皮尖を去る。赤小豆一升。

大棗十二枚、擘く。生梓白皮一升、切る。生姜二両、切る。甘草二両、炙る。

右八味、潦水一斗を以て、先ず麻黄を煮て再沸し、上沫を去り、諸薬を内れ、煮て三升を取り、滓を去り、分温三服す。半日で服し盡す。

〔注〕瘀熱は、体内に、こもった熱のこと。

5 少陽病の脈証ならびに治を辨ずる

第263条．少陽の病たる、口苦、咽乾、目眩なり。
〔注〕目眩は、めまいのこと。

第264条．少陽の中風、両耳、聞く所なく、目赤す。胸中満して煩する者、吐下すべからず。吐下すれば則ち悸して驚く。
〔注〕両耳聞く所なくとは、両耳が聞こえないこと。

第265条．傷寒、脈弦細、頭痛、発熱する者、少陽に属す。少陽は発汗すべからず。発汗すれば則ち譫語す。これ胃に属す。胃和すれば則ち愈ゆ。胃、和せざれば、煩して悸す。
〔注〕弦脈は、琴の弦を按ずるような脈のこと。譫語は、うわ言のこと。煩は、いらいらすること。

第266条．もと太陽病解せず、少陽に転入する者、脇下鞕満し、乾嘔して食す能わず。往来寒熱し、なお未だ吐下せず、脉沈緊の者、小柴胡湯を与う。

〈小柴胡湯方〉

柴胡八両。人参三両。黄芩三両。甘草三両、炙る。半夏半升、洗う。生姜三両、切る。大棗十二枚、擘く。

右七味、水一斗二升を以て、煮て六升を取り、滓を去り、再煎し三升を取り、一升を温服す。日に三服す。

〔注〕脇下鞕満は、脇下が硬く張ること。乾嘔は、からえずきのこと。往来寒熱は、悪寒のある時には熱はなく、悪寒が止むと熱が出ること。

第267条．若し已に吐下、発汗、温鍼して、讝語し、柴胡湯の証やむは、これを壊病となす。何の逆を犯せるかを知り、法を以て之を治せ。

〔注〕温鍼は、温熱を加えた鍼。壊病は、誤った治療によって病状が大きく変化した状態。

第268条：三陽の合病、脉浮大にして、関上に上り、但だ眠睡せんと欲し、目合せれば則ち汗す。

〔注〕三陽の合病は、太陽病と少陽病と陽明病などの3つの病位がともに邪を受け、相い合わさって病む者をいう。病の本体は一カ所であるが、同時に病気の勢いが2、3カ所に現す者をいう。

第269条：傷寒六七日、大熱無く、其の人躁煩する者は、これ陽去り陰に入るが故なり。

〔注〕煩躁は、胸苦しく手足をばたばたして悶えること。

第270条：傷寒三日、三陽尽くとなす、三陰当に邪を受くべし。其の人反って能く食して嘔せざるは、これ三陰邪を受けずとなす。

〔注〕三陽とは、太陽病、少陽病、陽明病のこと。三陰病とは、太陰病、少陰病、厥陰病のこと。

第271条．傷寒三日、少陽の脈小なる者、已えんと欲す。

第272条．少陽病解せんと欲する時、寅より辰の上に至る。
〔注〕寅は午前4時、またはその前後2時間。辰は午前8時、またはその前後2時間。

6　太陰病の脈証ならびに治を辨ずる

第273条：太陰の病たる、腹満して吐し食下らず、自利益々甚し。時に腹自ら痛む。若し之を下せば、必ず胸下結鞕す。

〔注〕胸下結鞕は、胸の下（心窩部）が硬くなる状態。

第274条：太陰の中風、四肢煩疼、陽微陰濇にして、長の者、愈えんと欲すとなす。

〔注〕四肢煩疼は、四肢が煩わしく痛むこと。陽微陰濇は、寸脈（陽脈）は微で、尺脈（陰脈）が濇（渋）脈のこと。

第275条：太陰病、解せんと欲する時、亥より丑の上に至る。

〔注〕亥は午後10時、またはその前後2時間。丑は午前2時、またはその前後2時間。

第276条．太陰病、脉浮の者、発汗すべし、桂枝湯に宜し。

〈桂枝湯方〉

桂枝三両、皮を去る。芍薬三両。甘草二両、炙る。生姜三両、切る。大棗十二枚、擘く。

右五味、水七升を以て、煮て三升を取り、滓を去り、一升を温服す。須臾に、熱稀粥一升をすすり、以て薬力を助け。温覆して汗を取る。

第277条．自利して渇せざる者、太陰に屬す。其の藏に寒有るを以ての故なり。当に之を温むべし。四逆輩を服すに宜し。

〔注〕四逆輩は、四逆湯類のこと。

第278条．傷寒、脉浮にして緩、手足自ら温き者、繫りて太陰に在り。太陰は当に身黄を発すべし。若し小便自利の者、発黄する能わず。七八日に至りて、暴煩し下利日に十余行なりと雖も、必ず自ら止む。脾家実し、腐穢当に去るべきを以ての故なり。

〔注〕脾家実は、脾の働きが良好であること。腐穢は、腐った汚穢な物のこと。

第279条．本、太陽病、医反って之を下し、しかるに因って腹満し、時に痛む者、太陰に属すなり。桂枝加芍薬湯之を主る。大実痛の者、桂枝加大黄湯之を主る。

〈桂枝加芍薬湯方〉

桂枝三両、皮を去る。芍薬六両。甘草二両、炙る。大棗十二枚、擘く。生姜三両、切る。

右五味、水七升を以て、煮て三升を取り、滓を去り、温めて分かち三服す。

本云う、桂枝湯、今、芍薬を加う。

〈桂枝加大黄湯方〉

桂枝三両、皮を去る。大黄二両。芍薬六両。生姜三両、切る。甘草二両、炙る。大棗十二枚、擘く。

右六味、水七升を以て、煮て三升を取り、滓を去り、一升を温服す、日に三服す。

〔注〕大実痛は、実証で痛みがあること。

第280条．太陰の病たる、脉弱、其の人続いて自ら便利す。設し当に大黄芍薬を行るべき者、宜しく之を減ずべし。其の人、胃気弱く動じ易きを以ての故なり。

〔注〕胃気弱く動じ易きとは、胃が弱くて薬で悪影響が出やすいということ。

7　少陰病の脈証ならびに治を辨ずる

第281条．少陰の病たる、脈微細、但だ寝ねんと欲す。
〔注〕微脈は、極めて細く軟らかで、圧迫すると消えてしまう脈。細脈は、糸を張った様に細く軟らかくまっすぐに触れる脈。

第282条．少陰病、吐せんと欲して吐せず、心煩、但だ寝んと欲し、五六日、自利して渇する者、少陰に属するなり。虚するが故に、水を引きて自ら救う。若し小便、色、白き者、少陰の病、形、悉く具わる。小便、白き者、下焦、虚して寒有り、水を制する能わざるを以ての故に、色をして白からしむるなり。
〔注〕心煩は、いらいらすること。

第283条．病人、脉、陰陽倶に緊、反って汗出づる者、亡陽なり。此れ少陰に属す。

法、当に咽痛して復た吐利すべし。
〔注〕緊脈は、有力で、左右に指を弾く、絞った綱のようである脈。亡陽は、陽が亡くなること。

第284条．少陰病、欬して下利、讝語する者、火気に劫かさるるが故なり。小便、必ず難なり。強いて少陰を責め、汗せしめるを以てなり。
〔注〕欬は、咳である。讝語は、うわ言のこと。火気は、火熱療法のこと。

第285条．少陰病、脉細沈数なるは、病、裏に在りとなす。発汗すべからず。
〔注〕細脈は、糸を張った様に細く軟らかくまっすぐに触れる脈。沈脈は、軽く圧迫して触れにくく、強く圧迫すると脈がよく触れる脈。数脈は、医師の1回の呼気吸気の時間に、脈拍が6以上の脈。

第286条．少陰病、脉微、発汗すべからず。亡陽するが故なり。陽已に虚す。尺脉、弱濇の者、復た之を下すべからず。

〔注〕微脈は、極めて細く軟らかで、圧迫すると消えてしまう脈。亡陽は、陽が無くなること。濇脈は、刀で竹を削るように、脈の往来が滑らかでない脈。

第287条．少陰病、脈緊、七八日に至り、自下利し、脈、暴かに微、手足、反って温、脉緊、反って去る者、解せんと欲すとなす。煩して下利すと雖も、必ず自ら愈ゆ。

〔注〕緊脈は、有力で、左右に指を弾く、絞った綱のようである脈。

第288条．少陰病、下利、若くは利自ら止み、悪寒して踡臥し、手足温なる者、治すべし。

〔注〕踡臥は手足を屈し体を丸くして、横になること。

第289条．少陰病、悪寒して踡り、時に自ら煩し、衣被を去らんと欲する者、治すべし。

〔注〕踡りは体を曲げること。

第290条．少陰の中風、脉、陽微、陰浮の者、愈えんと欲すとなす。
〔注〕陽微の陽は寸脈を指し、微脈は、極めて細く軟らかで、圧迫すると消えてしまう脈。陰浮の陰は、尺脈を指す。

第291条．少陰病、解せんと欲する時、子より寅の上に至る。
〔注〕子は午後12時、またはその前後の2時間、寅は午前4時、またはその前後の2時間。

第292条．少陰病、吐利し、手足逆冷せず。反って発熱する者、死せず。脈、至らざる者、少陰に灸すること七壮。
〔注〕「少陰に七壮灸する」の少陰については、穴の記載はないが、『傷寒来蘇集』（清・柯琴）には太渓とある。

第293条．少陰病、八九日、一身手足、尽く熱する者、熱膀胱に在るを以て、必ず便血す。

第294条．少陰病、但だ厥し汗無く、強いて之を発すれば、必ず其の血を動ず、未だ何れの道より出づるかを知らず、或いは口鼻より、或いは目より出づる者、是を下厥上竭と名づく。治し難しとなす。

〔注〕厥は、冷えること。上竭は口、鼻、目から出血すること。

第295条．少陰病、悪寒、身踡りて利し、手足逆冷する者、治せず。

〔注〕踡りは、体を曲げること。

第296条．少陰病、吐利躁煩、四逆する者、死す。

〔注〕躁煩は、煩躁と同じで、胸苦しく手足をばたばたして悶えること。

第297条．少陰病、下利止み、頭眩し、時時自ら冒する者、死す。

第298条: 少陰病、四逆、悪寒して、身踡り、脈、至らず、煩せずして躁の者、死す。

〔注〕踡りは、体を曲げること。煩は、いらいらすること。躁は、足をばたばたさせること。

第299条: 少陰病、六七日、息高き者、死す。

〔注〕息高き者は、呼吸のあえぎがひどい者のこと。

第300条: 少陰病、脉微細沈、但だ臥せんと欲し、汗出で、煩せず、自ら吐せんと欲し、五六日に至って自利し、復た煩躁し、臥寐することを得ざる者、死す。

〔注〕煩躁は、胸苦しく手足をばたばたして悶えること。微脈は、極めて細く軟らかで、圧迫すると消えてしまう脈。細脈は、糸を張った様に細く軟らかくまっすぐに触れる脈。沈脈は、軽く圧迫して触れにくく、強く圧迫すると脈がよく触れる脈。

第301条：少陰病、始め之を得て、反って発熱、脈沈の者、麻黄細辛附子湯之を主る。

〈麻黄細辛附子湯方〉

麻黄二両、節を去る。細辛二両。附子一枚、炮じて皮を去り、八片に破る。

右三味、水一斗を以て、先ず麻黄を煮て、二升を減じ、上沫を去り、諸薬を内れ、煮て三升を取り、滓を去り、一升を温服す。日に三服す。

〔注〕沈脈は、軽く圧迫して触れにくく、強く圧迫すると脈がよく触れる脈。

第302条：少陰病、之を得て二三日、麻黄附子甘草湯にて、微しく汗を発す。二三日、証無きを以ての故に微しく汗を発するなり。

〈麻黄附子甘草湯方〉

麻黄二両、節を去る。甘草二両、炙る。附子一枚、炮じて、皮を去り八片に破る。

右三味、水七升を以て、先ず麻黄を煮て一両沸し、上沫を去り、諸薬を内れ、煮て三升を取り、滓を去り、一升を温服す、日に三服す。

第303条．少陰病、之を得て二三日以上、心中煩して臥するを得ざるもの、黄連阿膠湯之を主る。

〈黄連阿膠湯方〉

黄連四両。黄芩二両。芍薬二両。鶏子黄二枚。阿膠三両、一に云う三挺。

右五味、水六升を以て、先ず三物を煮て、二升取り、滓を去り、膠を内れ烊尽し、小しく冷えて鶏子黄を内れ、攪ぜて、相得せしめ。七合を温服す、日に三服す。

〔注〕煩は、いらいらすること。臥するを得ざるとは、眠れないこと。

第304条．少陰病、之を得て一二日、口中和し、其の背、悪寒する者、当に之を灸すべし。附子湯之を主る。

〈附子湯方〉

附子二枚、炮じ、皮を去り、八片に破る。茯苓三両。人参二両。白朮四両。芍薬三両。

右五味、水八升を以て、煮て三升を取り、滓を去り、一升を温服す、日に三服す。

第305条．少陰病、身体痛、手足寒、骨節痛、脈沈の者、附子湯之を主る。

第306条．少陰病、下利、便膿血の者、桃花湯之を主る。

〈桃花湯方〉

赤石脂一斤、一半を全用し、一半を篩い末とす。乾姜一両。粳米一升。

右三味、水七升を以て、米を煮て熟せしめ、滓を去り、赤石脂末、方寸匕を内れ、七合を温服す、日に三服す。若し一服にて愈ゆれば、余は服す勿れ。

第307条．少陰病、二三日より四五日に至り、腹痛、小便不利、下利止まず、便膿血する者、桃花湯之を主る。

第308条．少陰病、下利、便膿血の者、刺す可し。

第309条：少陰病、吐利、手足逆冷、煩躁死せんと欲する者、呉茱萸湯之を主る。

〈呉茱萸湯方〉

呉茱萸一升。人参三両。生姜六両、切る。大棗十二枚、擘く。

右四味、水七升以て、煮て二升を取り、滓を去り、七合を温服す、日に三服す。

〔注〕煩躁は、胸苦しく手足をばたばたして悶えること。

第310条：少陰病、下利、咽痛、胸満、心煩するもの、猪膚湯之を主る。

〈猪膚湯方〉

猪膚一斤。

右一味、水一斗を以て、煮て五升を取り、滓を去り。白蜜一升、白粉五合を加う。熬香し、和して相得せしめ、六服に温分す。

〔注〕胸満は、胸が張ること。心煩は、いらいらすること。白粉は、米の粉のこと。

第311条．少陰病、二三日、咽痛の者、甘草湯を与うべし、差えざれば、桔梗湯を与う。

〈甘草湯方〉

甘草二両。

右一味、水三升を以て、煮て一升半を取り、滓を去り、七合を温服す。日に二服す。

〈桔梗湯方〉

桔梗一両。甘草二両。

右二味、水三升を以て、煮て一升を取り、滓を去り、温め分かち再服す。

第312条．少陰病、咽中傷れて瘡を生じ、語言すること能わず、声出でざる者、苦酒湯之を主る。

〈苦酒湯方〉

半夏十四枚、洗い、棗核の如く破る。鶏子一枚、黄を去る。上苦酒を内れ．鶏子の殻中に著ける。

右二味、半夏を内れ、苦酒中に著け、鶏子殻を以て、刀環中に置き、火上に安じ、三沸せしめ、滓を去り、少少之を含嚥す、差えざれば、更に三剤を作る。

〔注〕苦酒は、酢のこと。

第313条. 少陰病、咽中痛、半夏散及湯之を主る。

〈半夏散及湯方〉

半夏洗う。桂枝皮を去る。甘草炙る。

右三味、等分にして、各別に擣き篩い已って、合せて之を治め、白飲にて和し。方寸匕を服す、日に三服す。若し散服する能わざる者、水一升を以て、七沸を煎じ、散を二方寸匕を内れ、更に三沸を煮て、火より下し、小こし冷さしめ、少少之を嚥む。半夏は毒有り、当に散服すべからず。

第314条. 少陰病、下利するは、白通湯之を主る。

〈白通湯方〉

葱白四茎。乾姜一両。附子一枚、生、皮を去り、八片に破る。

右三味、水三升を以て、煮て一升を取り、滓を去り、分温再服す。

第315条．少陰病、下利、脈微の者、白通湯を与う。利止まず、厥逆、脈なし、乾嘔、煩する者、白通加猪胆汁湯之を主る。湯を服して脉、暴出する者、死す。微続する者は生く。

〈白通加猪胆汁湯方〉

葱白四茎。乾姜一両。附子一枚、生、皮を去り、八片に破る。人尿五合。猪胆汁一合。

右五味、水三升を以て、煮て一升を取り、滓を去り、胆汁人尿を内れ、和して相得しめ、分温再服す。若し胆無くも亦用うべし。

第316条．少陰病、二三日已まず。四五日に至り、腹痛、小便不利、四肢沈重、疼痛、自下利の者、此れ水気有りとなす。其の人或いは欬し、或いは小便利し、或いは下利し、或いは嘔する者、真武湯之を主る。

〈真武湯方〉

茯苓三両。芍薬三両。白朮二両。生姜三両、切る。附子一枚、炮じ、皮を去る。八片に破る。

右五味、水八升を以て、煮て三升を取り、滓を去り、七合を温服す。日に三服す。若し欬する者、五味子半升、細辛一両、乾姜一両を加う。若し小便利する者、茯苓を去り、若し下利する者、芍薬を去り、乾姜二両を加う。若し嘔する者、附子を去り、生姜を加え、前に足して半斤となす。

第317条：少陰病、下利清穀、裏寒外熱、手足厥逆、脈微、絶せんと欲し、身反って悪寒せず、其の人、面赤色、或いは腹痛し、或いは乾嘔し、或いは咽痛し、或いは利止み脈出でざる者、通脈四逆湯之を主る。

〈通脈四逆湯方〉

甘草二両、炙る。附子大なる者一枚、生にて用う、皮を去り、八片に破る。乾姜三両、強人は四両とすべし。

右三味、水三升を以て、煮て一升二合を取り、滓を去り、分温再服す。其の脈即ち出づる者は愈ゆ。面色赤き者、葱九茎を加う。腹中痛む者、葱を去り、芍薬二両を加う、嘔する者、生姜二両を加う。咽痛の者、芍薬を去り、桔梗一両を加う。利止み脈出でざる者、桔梗を去り、人参二両を加う、病、皆、方と相応する者、乃ち之を服す。

〔注〕下利清穀は、未消化の下痢便のこと。裏寒外熱は、体内は冷えているのに、体表は熱があること。手足厥逆は、手足が冷えること。微脈は、極めて細く軟らかで、圧迫すると消えてしまう脈。

第318条．少陰病、四逆、其の人或は欬し、或は悸し、或は小便不利し、或は腹中痛み、或は泄利下重の者、四逆散之を主る。

〈四逆散方〉

甘草炙る。枳實破り水に漬け、炙り乾かす。柴胡。芍薬。

右四味、各十分、擣きて篩い、白飲にて和し、方寸匕を服す、日に三服す。欬する者、五味子乾姜各五分を加う、并びに下利を主る。悸する者、桂枝五分を加う、小便不利の者、茯苓五分を加う、腹中痛む者、附子一枚炮じ坼せしめたるを加う。泄利下重の者、先ず水五升を以て、薤白三升を煮て、三升を取り、滓を去り、散三方寸匕を以て、湯中に内れ、煮て一升半を取り、分温再服す。

〔注〕泄利下重は、しぶりばらで下痢すること。

第319条：少陰病、下利すること六七日、欬して嘔渇し、心煩、眠るを得ざる者、猪苓湯之を主る。

〈猪苓湯方〉

猪苓、皮を去る、茯苓、阿膠、沢瀉、滑石各一両。

右五味、水四升を以て、先ず四物を煮て、二升を取り、滓を去り、阿膠を内れ、烊尽し、七合を温服す。日に三服す。

〔注〕心煩は、いらいらすること。

第320条：少陰病、之を得て二三日、口燥、咽乾の者、急に之を下せ、大承気湯に宜し。

〈大承気湯方〉

枳実五枚、炙る。厚朴半斤、皮を去り、炙る。大黄四両、酒にて洗う。芒消三合。

右四味、水一斗を以て、先ず二味を煮て、五升を取り、滓を去り、大黄を内れ、更に煮て二升を取り、滓を去り、芒消を内れ、更に火に上せ、一両沸せしむ。分温再服す。一服にて利を得れば、後服を止む。

第321条：少陰病、自利清水、色純青、心下必ず痛み、口、乾燥する者、之を下すべし。大承気湯に宜し。

〔注〕清水は、便の形のない水様の下痢のこと。色純青は、汚い色をした水様下痢。心下は、上腹部のこと。

第322条：少陰病、六七日、腹脹り、大便せざる者、急に之を下せ。大承気湯に宜し。

第323条：少陰病、脈沈の者、急に之を温む。四逆湯に宜し。

〈四逆湯方〉

甘草二両、炙る。乾姜一両半。附子一枚、生にて用う、皮を去り、八片に破る。

右三味、水三升を以て、煮て一升二合を取り、滓を去り、分温再服す。強人には大附子一枚、乾姜三両にて可なり。
〔注〕沈脈は、軽く圧迫して触れにくく、強く圧迫すると脈がよく触れる。

第324条：少陰病、飲食口に入れば則ち吐し、心中温温として吐せんと欲し、復た吐すこと能わず。始め之を得て、手足寒え、脈弦遅の者、此れ胸中、実す。下すべからず。当に之を吐すべし。若し膈上に寒飲有りて、乾嘔する者、吐すべからざる。当に之を温むべし、四逆湯に宜し。
〔注〕心中温温は、むかむかすること。膈上は胸腔、胸中と同じ。寒飲は、胸の寒の水毒。乾嘔は、からえずきのこと。

第325条：少陰病、下利、脈微濇、嘔して汗出で、必ずしばしば更衣す。反って少き者、当に其の上に温め之に灸すべし。

〔注〕微濇脈は、脈は極めて細く軟らかで小刀で竹を削るように渋滞した脈。
更衣は、大便をすること。

8　厥陰病の脈証ならびに治を辨ずる

第326条：厥陰の病たる、消渇、気上りて心を撞き、心中疼熱、飢えて食を欲せず、食すれば則ち蚘を吐し、之を下せば利止まず。

〔注〕消渇は、口渇、多尿の状態。撞は、鐘を撞くの意味で「たたく」ということ。疼熱の「疼」は、疼痛の疼の意味ではなく、熱の苦痛が耐えられないということ。蚘は、回虫のこと。

第327条：厥陰の中風、脉微浮は愈えんと欲すとなす。浮ならざれば未だ愈えずとなす。

〔注〕微脈は、極めて細く軟らかで、圧迫すると消えてしまう脈。浮脈は、軽く橈骨動脈に触れてよく触れ、強く圧迫すると脈が触れにくい脈。

第328条：厥陰病、解せんと欲する時、丑より卯の上に至る。

〔注〕丑は午前2時、またはその前後の2時間、卯は午前6時、またはその前後の2時間。

第329条．厥陰病、渇して水を飲まんと欲する者、少少之を与えれば愈ゆ。

第330条．諸の四逆厥の者、之を下すべからず、虚家も亦然り。
〔注〕四逆厥は、四肢が冷える者。虚家は、虚弱な者のこと。

第331条．傷寒、先に厥し、後、発熱して利する者、必ず自ら止む。厥を見わせば復た利す。
〔注〕厥は、手足が冷えること。

第332条．傷寒、始め発熱すること六日、厥するに反って九日にして利す。凡そ厥利の者、当に食すること能わざるべし。今、反って能く食する者、恐らく除中となす。食するに索餅を以て、発熱せざる者、胃気なお在るを知る、必ず愈ゆ。恐らくは暴熱来たり出でて、復た去るなり。後日、之を脉して、其の熱、続いて在る者、之を期するに旦日夜半に愈ゆ。然る所以の者、もと発熱すること六日、厥すること反って九日、復た発熱三日、前六日を并せて、また九日となす。厥と相応す。故に之を期するに旦日夜半に愈ゆ。後三日之を脈して、脈数、其の熱、罷まざる者、此れ熱気有余となす。必ず癰膿を発する。

〔注〕除中は病気が重篤の時に本来は食欲がないはずなのに、たくさん食事をすること。旦日（たんじつ）は明日の意味。索餅について、索はつな、縄（なわ）のこと、餅はもち、穀物で作った食品のこと、麺類のこと。

第333条．

傷寒、脈遅にして六七日、反って黄芩湯を与え其の熱を徹す。脈遅は寒となす。今、黄芩湯を与え、復た其の熱を除く。腹中応に冷え、当に食すること能わざるべし。今反って能く食す、此れ除中と名づく。必ず死す。

〔注〕遅脈は、医師の1回の吸気呼気の時間に脈拍が3回以下のもの。徹は、

取り去る、おさめるという意味。

第334条：傷寒、先に厥して後、発熱するは、下利、必ず自ら止む。而るに反って汗出でて、咽中痛む者、其の喉痺となす。発熱、汗無くして、利必ず自ら止む。若し止まざれば、必ず便膿血す。便膿血する者、其の喉、痺せず。

〔注〕厥は、手足が冷えること。喉痺は、喉頭炎のこと。

第335条：傷寒、一二日より四五日に至り、厥する者、必ず発熱す。前に熱する者、後に必ず厥す。厥深き者、熱もまた深し、厥微の者、熱もまた微なり、厥は応に之を下すべし、而るに反って発汗する者、必ず口傷れ爛赤す。

〔注〕爛赤は、赤く爛れること。

第336条：傷寒病、厥して五日、熱もまた五日、もし六日、当にまた厥すべし。厥せざる者、自ら愈ゆ。厥、終に五日に過ぎず。熱五日を以て、故に自ら愈ゆるを知る。

第337条．凡そ厥する者、陰陽の気、相順接せず。便ち厥をなし、厥の者、手足逆冷の者、是なり。

〔注〕相順接せずとは、正常に接続しないこと。

第338条．傷寒、脈微にして厥し、七八日に至りて膚冷え、其の人躁して暫しも安き時なき者、此れ臟厥となす、蚘厥に非ず。蚘厥は、其の人当に蚘を吐すべし。病者をして静かならしめ復時に煩せしむ。此を臓寒となす。蚘上って其の膈に入る故に煩す。須臾にして復た止む。食を得て嘔し、又煩する者、蚘食臭を聞きて出づ、其の人常に自ら蚘を吐す。蚘厥する者、烏梅丸之を主る。又久利を主る。

〈烏梅丸方〉

烏梅三百枚。細辛六両。乾姜十両。黄連十六両。当帰四両。附子六両、炮じて、皮を去る。蜀椒四両、汗を出す。桂枝皮を去り、六両。人参六両。黄柏六両。

右十味、異にして擣き篩い。合せて之を治め、苦酒を以て烏梅を漬すこと一宿、核を去り、之を五斗の米の下にて蒸し、飯熟せば擣きて泥と成し。薬に和して相得せしめ、臼中に内れ、蜜と杵くこと二千下、丸を梧桐子大の如くし、食飲に先だちて十丸を服す、日に三服す。稍加えて二十丸に至る、生冷滑物臭食等を禁ず。

〔注〕臓厥は、内臓の陽が少なくなり手足が冷えること。蚘厥は、回虫症による発作性の腹痛のこと。躁は、手足をばたばたして悶え苦しむこと。臓寒は、内臓が冷えること。

第339条．傷寒、熱少く微厥し、指頭寒え、嘿嘿として食を欲せず、煩躁し、数日、小便利し、色白き者、此れ熱除くなり。食を得んと欲するものは、其の病愈ゆとなす。若し厥して嘔し、胸脇煩満の者、其の後必ず便血す。

〔注〕嘿は、黙る静かという意味。胸脇煩満は、胸や脇がいらいらして張っていること。

第340条：病者、手足厥冷し、我、結胸せずと言う、小腹満し、之を按じて痛む者、此れ冷結んで膀胱、関元に在る。

〔注〕小腹は、下腹のこと。

第341条：傷寒、発熱すること四日、厥すること反って三日、復た熱すること四日、厥少く熱多き者、其の病当に愈ゆべし。四日より七日に至って、熱除かざる者、必ず便膿血す。

第342条：傷寒、厥すること四日、熱すること反って三日、復た厥すること五日、其の病進むとなす。寒多く熱少く、陽気退く、故に進むとなすなり。

第343条：傷寒、六七日、脈微、手足厥冷、煩躁は、厥陰に灸す。厥還らざる者は死す。

〔注〕厥還らざるとは、手足の冷えが改善しないこと。

第344条：傷寒、発熱、下利厥逆、躁して臥するを得ざる者は死す。

第345条：傷寒、発熱、下利至って甚し、厥止まざる者死す。

第346条：傷寒、六七日、利せず、便ち発熱して利し、其の人汗出でて止まざる者、死す。陰有りて陽無きが故なり。

第347条：傷寒、五六日、結胸せず、腹濡、脈虚し復た厥する者、下すべからず。此れ亡血なり。之を下せば死す。

〔注〕濡は、うるおう、しっとりすること。亡血は血液がなくなること、貧血のこと。

第348条：発熱して厥し、七日、下利する者、難治となす。

第349条：傷寒、脈促、手足厥逆するは、之を灸すべし。

〔注〕促脈は、脈が速いとこと。

第350条．傷寒、脈滑にして厥する者、裏に熱有り、白虎湯之を主る。

〈白虎湯方〉

知母六両。石膏一斤、碎き、綿にてつつむ。甘草二両、炙る。粳米六合。

右四味、水一斗を以て、米を煮て熟し、湯成らば滓を去り、一升を温服す。日に三服す。

〔注〕滑脈は、玉が指の下をころがる感じの脈である。裏は、身体の内部を指す。

第351条．手足厥寒、脈細にして絶せんと欲する者、当帰四逆湯之を主る。

〈当帰四逆湯方〉

当帰三両。桂枝三両、皮を去る。芍薬三両。細辛三両。甘草二両、炙る。通草二両。

大棗二十五枚、擘く、一法に十二枚。

右七味、水八升を以て、煮て三升を取り、滓を去り、一升を温服す、日に三服す。

〔注〕細脈は、糸を張った様に細く軟らかくまっすぐに触れる脈である。

第352条．若し其の人、内に久寒有る者、当帰四逆加呉茱萸生姜湯に宜し。

〈当帰四逆加呉茱萸生姜湯方〉

当帰三両。芍薬三両。甘草二両、炙る。通草二両。桂枝三両、皮を去る。細辛三両。

生姜半斤、切る。呉茱萸二升。大棗二十五枚、擘く。

右九味、水六升を以て、清酒六升にて和し、煮て五升を取り、滓を去り、温分五服す。

〔注〕久寒は、体内に長期間にわたって存在する冷えのこと。

第353条．大いに汗出で、熱去らず、内拘急し、四肢疼み、又下利、厥逆して悪寒する者、四逆湯之を主る。

〈四逆湯方〉

甘草二両、炙る。乾姜一両半。附子一枚、生にて用う、皮を去り、八片に破る。

右三味、水三升を以て、煮て一升二合を取り、滓を去り、分温再服す。強人には大附子一枚、乾姜三両を可なり。

〔注〕内拘急は、腹部の筋肉がひきつれること。

第354条．大いに汗し、若しくは大いに下利して厥冷する者、四逆湯之を主る。

第355条．病人、手足厥冷、脈、乍ち緊の者、邪結んで胸中に在り、心下満して煩し、飢ゆれど食する能わざる者、病、胸中に在り。当に須く之を吐すべし、瓜蔕散に宜し。

〈瓜蔕散方〉

瓜蔕、赤小豆。

右二味、各等分、異に擣き篩いて、合して臼中に内れ、更に之を治す。別に香豉、一合を以て、熱湯七合を用いて、煮て、稀糜を作り、滓を去り、汁を取り散一銭匕に和し、温めて之を頓服す。吐せざる者は、少少加え、快吐を得て乃ち止む。諸亡血虚家は、瓜蔕散を与うべからず。

〔注〕瓜蔕散は吐かせる薬である。

第356条．傷寒厥して心下悸するもの、宜しく先ず水を治すべし。当に茯苓甘草湯を服すべし。却って其の厥を治す。しからざれば水漬にて胃に入り、必ず利をなす。

〈茯苓甘草湯方〉

茯苓二両。甘草一両、炙る。生姜三両、切る。桂枝二両、皮を去る。

右四味、水四升を以て、煮て二升を取り、滓を去り、分かち温め三服す。

〔注〕水漬胃に入るとは、水毒が胃に入ること。

第357条．傷寒、六七日、大いに下して後、寸脈沈にして遅、手足厥逆、下部の脈至らず。喉咽利せず、膿血を唾し、泄利止まざる者、難治となす。麻黄升麻湯之を主る。

〈麻黄升麻湯方〉

麻黄二両半、節を去る。升麻一両一分。当帰一両一分。知母十八銖。黄芩十八銖。萎蕤

十八銖、一に菖蒲に作る。芍薬六銖。天門冬六銖、心を去る。桂枝六銖、皮を去る。茯苓六銖。甘草六銖、炙る。石膏六銖、砕く、綿にてつつむ。白朮六銖。乾姜六銖。

右十四味、水一斗を以て、先ず麻黄を煮て一両沸し、上沫を去る。諸薬を内れ、煮て三升を取り、滓を去り、分かち温め三服す。相去ること三斗米を炊く頃の如くにして尽くさしむ。汗出でて愈ゆ。

〔注〕沈脈は、軽く圧迫して触れにくく、強く圧迫すると脈がよく触れるもの。遅脈は、1回の吸気呼気の時間に脈拍が3回以下のもの。下部の脈は、『医宗金鑑』では尺脈としている。

第358条．傷寒、四五日、腹中痛、若し転気下り少腹に趣く者、此れ自利せんと欲するなり。

〔注〕転気は、腹のガスのこと。

第359条．傷寒、もと自ら寒下す。医また之を下し、寒格更に逆し吐下す。若し食口に入り即ち吐するは、乾姜黄芩黄連人参湯之を主る。

〈乾姜黄芩黄連人参湯方〉

乾姜、黄芩、黄連、人参各三両。

右四味、水六升を以て、煮て二升を取り、滓を去り、分かち温め再服す。

〔注〕自ら寒下すとは、冷えて自然に下痢すること。格は、食い違うこと。寒格は、体内にある寒と服用した薬とが互いに争うこと。

第360条．下利、微熱有りて渇し、脈弱の者、今、自ら愈ゆ。

第361条．下利、脈数、微熱有りて汗出づるは、今、自ら愈ゆ。設し復た緊なれば未だ解せずとなす。

第362条．下利、手足厥冷、脈無き者、之に灸して温まらず。若し脈還らず、反って微喘する者は死す。少陰、趺陽に負る者、順となすなり。

〔注〕少陰の脈は、太渓穴の後脛骨動脈の拍動。趺陽の脈は、足背動脈のこと。

第363条. 下利、寸脈反って浮数、尺中自ら濇の者、必ず清膿血す。
〔注〕濇脈は、刀で竹を削るように、脈の往来が滑らかでないもの。清は大便のこと。

第364条. 下利、清穀、表を攻むべからず、汗出づれば必ず脹満す。
〔注〕清穀は、未消化下痢のこと。

第365条. 下利、脈沈弦の者、下重す。脈大の者未だ止まずとなす。脈微弱数の者、自ら止んと欲すとなす。発熱と雖も死せず。
〔注〕弦脈は、琴の弦を按ずるような脈。

第366条. 下利、脈沈にして遅、其の人面少しく赤く、身に微熱有り。下利清穀する者、必ず鬱冒して汗出でて解す。病人必ず微厥す。然る所以の者、其の面戴陽して、下虚する故なり。
〔注〕鬱冒は、抑うつ気分でめまいがあること。戴陽は、陽気が上部を熱す

ること。

第367条．下利、脈数にして渇する者、今、自ら愈ゆ、設し差えざれば、必ず清膿血す。熱有るを以ての故なり。

〔注〕清膿血の清は、大便のこと。

第368条．下利後、脈絶え、手足厥冷、晬時に脈還り、手足温の者は生き、脈還らざる者は死す。

〔注〕晬は、ひとまわりの意味で、晬時は1日の意味。

第369条．傷寒、下利、日に十余行、脈反って実する者は死す。

第370条．下利清穀、裏寒外熱、汗出でて厥する者、通脈四逆湯之を主る。

〈通脈四逆湯方〉

甘草二両、炙る。附子大なる者一枚、生にて用う、皮を去り、八片に破る。乾姜三両、強人は四両とすべし。

右三味、水三升を以て、煮て一升二合を取り、滓を去り、分温再服す。其の脉即ち出づる者は愈ゆ。

〔注〕下利清穀は、未消化の下痢便のこと。裏寒外熱は、身体の中は寒があり体表は熱があること。

第371条．熱利下重の者、白頭翁湯之を主る。

〈白頭翁湯方〉

白頭翁二両。黄柏三両。黄連三両。秦皮三両。

右四味、水七升を以て、煮て二升を取り、滓を去り、一升を温服す、愈えざれば更に一升を服す。

〔注〕熱利は、熱性の下痢。下重は、しぶりばらのこと。

第372条．下利、腹脹満、身体疼痛する者、先づ其の裏を温め、乃ち其の表を攻む。裏を温むるは四逆湯に宜し。表を攻むるは桂枝湯に宜し。

〈桂枝湯方〉

桂枝三両、皮を去る。芍薬三両。甘草二両、炙る。生姜三両、切る。大棗十二枚、擘く。

右五味、水七升を以て、煮て三升を取り、滓を去り、一升を温服す。須臾に、熱稀粥一升をすすり、以て薬力を助く。

第373条．下利、水を飲まんと欲する者、熱有るを以ての故なり。白頭翁湯之を主る。

第374条．下利、譫語する者、燥屎有るなり、小承気湯に宜し。

〈小承気湯方〉

大黄四両、酒にて洗う。枳実三枚、炙る。厚朴二両、皮を去り炙る。

右三味、水四升を以て、煮て一升二合を取り、滓を去り、二服に分かつ。初め一服にて譫語止み、若し更衣する者、後服を停む。しからざるものは尽く之を服す。

〔注〕燥屎は、乾燥した大便のこと。

第375条．下利の後、更に煩し、之を按ずれば心下濡の者、虚煩となすなり。梔子豉湯に宜し。

〈梔子豉湯方〉

肥梔子十四箇、擘く。香豉四合、綿につつむ。

右二味、水四升を以て、先ず梔子を煮て、二升半を取り、豉を内れ、更に煮て一升半を取り、滓を去り、分かちて再服す。一服して吐を得れば、後服を止む。

〔注〕濡は、軟と同じ。

第376条．嘔家、癰膿有る者、嘔を治すべからず。膿尽れば自ら愈ゆ。

〔注〕嘔家は、しばしばよく嘔吐するひとのこと。

第377条．嘔して脈弱、小便また利し、身に微熱有り、厥を見す者治し難し、四逆湯之を主る。

第378条：乾嘔、涎沫を吐し、頭痛の者、呉茱萸湯之を主る。

〈呉茱萸湯方〉

呉茱萸一升、七遍洗う。人参三両。大棗十二枚、擘く。生姜六両、切る。

右四味、水七升を以て、煮て二升を取り、滓を去り、七合を温服す、日に三服す。

〔注〕乾嘔は、からえずきのこと。涎沫は、唾液や薄い痰のこと。

第379条：嘔して発熱する者、小柴胡湯之を主る。

〈小柴胡湯方〉

柴胡八両。黄芩三両。人参三両。甘草三両、炙る。生姜三両、切る。半夏半升、洗う。大棗十二枚、擘く。

右七味、水一斗二升を以て、煮て六升を取り、滓を去り、再煎し三升を取り、一升を温服す。日に三服す。

第380条：傷寒、大いに吐し、大いに之を下して、極めて虚し、復た極めて汗する者、其の人外気怫鬱す、復た之に水を与え、以て其の汗を発す、因って噦を得、然る所以の者、胃中寒冷するが故なり。

〔注〕外気怫鬱は、体表の気が塞がって熱を持っていること。

第381条．傷寒、噦して腹満す、其の前後を視て、何れの部利せざるかを知り、之を利すれば即ち愈ゆ。

〔注〕前後は、大小便のことで、「前」は尿のことで、「後」は大便のこと。

薬方索引

＊処方内容の記されている薬方を掲載
＊五十音順

-あ-

-か-

-は-

-ま-

参考文献

張　仲景　翻刻宋版傷寒論、自然と科学社、１９９１年
日本漢方協会学術部編　傷寒論雑病論、東洋学術出版社、１９８６年
大塚敬節　傷寒論解説、創元社、１９８８年
奥田謙蔵　傷寒論講義、医道の日本社、１９９０年
藤平　健　傷寒論演習、緑書房、１９９７年
木村博昭　傷寒論講義、春陽堂、１９９１年
創医会学術部編　漢方用語大辞典、燎原、１９９１年
西山英雄　漢方医語辞典、創元社、１９７６年
王　叔和　脈経、中華民国・五洲出版社、２００４年
呉　　謙　医宗金鑑、中国・人民衛生出版社、１９８８年
森　立之　傷寒論攷注、中国・学苑出版社、２００３年
森　由雄　症例から学ぶ傷寒論講義、谷口書店、２００４年
森　由雄　入門傷寒論、南山堂、２００７年
森　由雄　初学者のための漢方入門、源草社、２０１０年

編著者プロフール

森　由雄（もり よしお）

1956年生まれ

1981年　横浜市立大学医学部卒業

1983年　横浜市立大学医学部内科学第2講座入局

1988年　横浜市立大学医学部病理学第2講座研究生（～1991年）

1991年　森クリニック開業（横浜市金沢区）

1998年　東京大学大学院医学系研究科生体防御機能学講座特別研究生（～2003年）

2000年　医学博士（横浜市立大学）

2007年　横浜市立大学医学部非常勤講師（～2013年）

2016年　横浜薬科大学客員教授

【著書】

『症例から学ぶ傷寒論講義』（谷口書店）、『漢方処方のしくみと服薬指導』（南山堂）、『入門傷寒論』（南山堂）、『入門金匱要略』（南山堂）、『臨床医のための漢方診療ハンドブック』（日経メディカル開発）、『初学者のための漢方入門』（源草社）、『神農本草経解説』（源草社）、『ひと目でわかる方剤学』（南山堂）、『浅田宗伯・漢方内科学–橘窓書影解説』（燎原）、『漢方エキス剤処方ハンドブック』（日経メディカル開発）、『名医別録解説』（源草社）、『訂補薬性提要解説』（源草社）、『文庫・金匱要略』（源草社）、『入門針灸学』（源草社）、『本草備要解説』（源草社）、『令和傷寒論』（源草社）

文庫・傷寒論

2018年10月1日　第一刷発行
2022年4月10日　第二刷発行
編著者　森 由雄
発行人　吉田幹治
発行所　有限会社 源草社
〒101-0051
東京都千代田区神田神保町1-19
ベラージュおとわ2F
電　話：03-5282-3540
FAX：03-5282-3541
URL：http://gensosha.net/
e-mail：info@gensosha.net
価格はカバーに表示しています。
乱丁・落丁本はお取り替えいたします。

装丁：岩田菜穂子　印刷：株式会社上野印刷所
 ISBN978-4-907892-19-7 C3147

源草社　森由雄作品

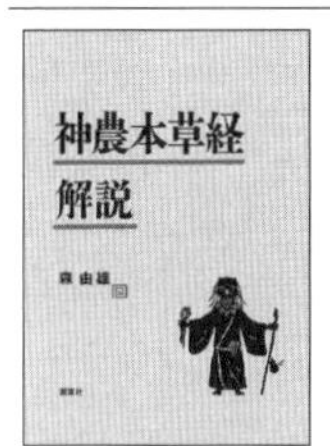

神農本草経解説

ロングセラー。古代に生まれ今なお息づく生薬の効能と使用法。357 種の生薬について、「和訓」「原文」「注」「解説」「名医の論説」の順に記述。他の日本語解説書は現在では殆どが入手困難。

森由雄編著　2011 年 12 月発行
A5 判並製　240 頁　本体：3,000 円＋税
ISBN978-4-906668-85-4　C3047

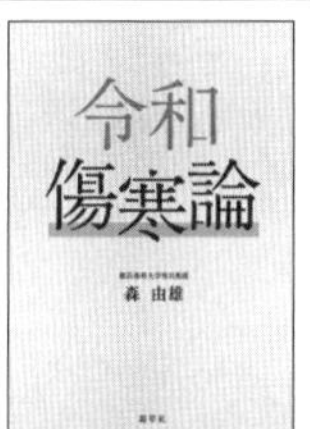

令和傷寒論

1 冊でわかる傷寒論の応用！　傷寒論のすべての条文を掲げ、中国（宋代〜）・日本（江戸期〜）の歴代名医の治験例を多数掲載する。「君臣佐使」を明らかにし、「腹証」を重視。中級者対象。

森由雄編著　2021 年 7 月発行
A5 判並製　272 頁　本体：3,600 円＋税
ISBN978-4-907892-32-6　C3047

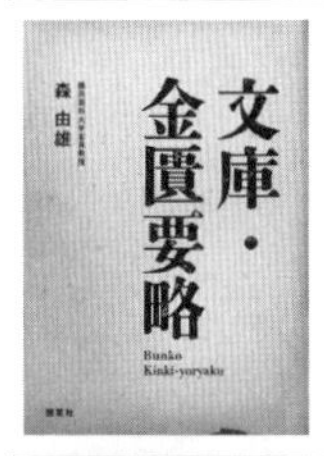

文庫・金匱要略

大好評『文庫・傷寒論』の姉妹編。「自らの手で条文を書き写すことは、学習により効果的であると思われる。特に薬方のある条文を重点的に学習すると良いであろう」〈序文より〉

森由雄編著　2020 年 9 月発行
文庫版　256 頁　本体：1,400 円＋税
ISBN978-4-907892-29-6　C3147

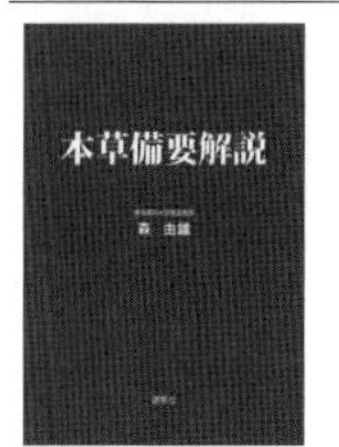

本草備要解説

中国・清代、汪昂（おうこう）により著された本草学の名著を解説。472 の薬物から現代日本の実情に合せ主要 203 薬物を厳選。和訓のうえ〔注〕〔解〕〔原文〕を付す。本草書シリーズ第 4 弾。

森由雄編著　2021 年 3 月発行
四六判並製　176 頁　本体：2,500 円＋税
ISBN978-4-907892-31-9　C3047

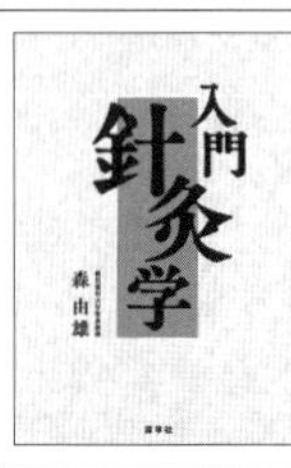

入門針灸学

医療者のための針灸超入門！　多数の図を用い、臨床上必要な最低限の知識を網羅。WHO 認定361 経穴を詳解し、よく見られる 18 疾患の実際例も掲載。臨床に必須の〈重要穴〉は必読。

森由雄編著　2020 年 9 月発行
A5 判並製　160 頁　本体：2,500 円＋税
ISBN978-4-907892-28-9　C3047

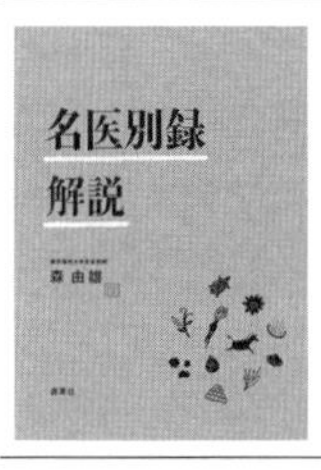

名医別録解説

圧巻の 563 生薬。 歴史的名著を再現。ロングセラー『神農本草経解説』の姉妹編。簡にして要を得る解説。「漢方の臨床において極めて有用」とされる幻の書を現代の臨床の場に。

森由雄編著　2018 年 4 月発行
A5 判並製　272 頁　本体：3,000 円＋税
ISBN978-4-907892-17-3　C3047

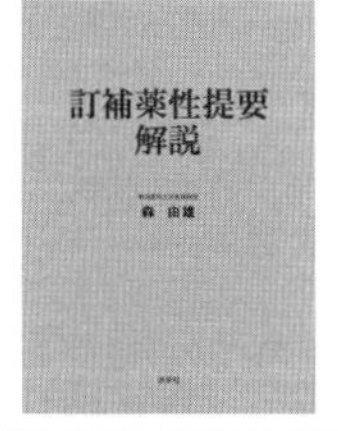

訂補薬性提要解説

江戸後期の本草書を詳解。元となる『薬性提要』は名医・多紀元簡の著、文化四年 (1804) 刊。般用の種々薬物について、実用を目的に薬能を簡潔に記す。

森由雄編著　2020 年 3 月発行
A5 判並製　168 頁　本体：3,000 円＋税
ISBN978-4-907892-25-8　C3047

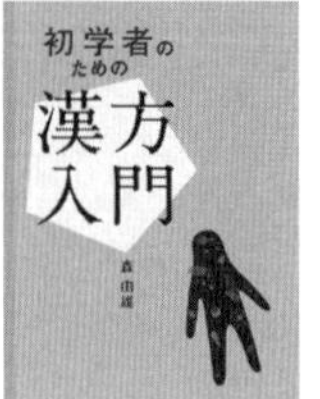

初学者のための漢方入門

難解な“ 漢方医学 ”のポイントマスター！　漢方を有用なポイントだけに絞り込み平易に解説。著者自身の経験に基づいた「私見」「実際例」を随所に掲載。ビギナー向け漢方超入門。

森由雄著　2010 年 8 月発行
A5 判並製　224 頁　本体：2,500 円＋税
ISBN978-4-906668-75-5　C3047